U0094647

肌筋膜
指壓按摩
放鬆術

解除肌肉痙攣・舒緩神經疼痛
調節免疫系統・促進消化代謝

林萬成
視障理療按摩大師

鄭洪德
中華民國環境職業
醫學會準會員

——合著

PART 03 指壓按摩的基本手法

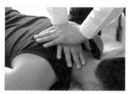
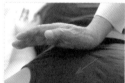
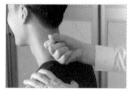
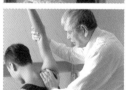
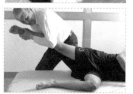

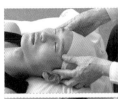
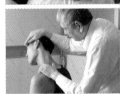

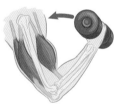

向心收縮

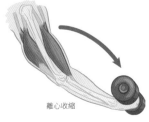

離心收縮

PART 08 神經系統

肌筋膜指壓按摩的
神奇效應

／林萬成

　　我 1940 年生於花蓮縣瑞穗鄉富興村，十二歲時一場大地震，震垮了我的家園，家父也因整頓家園過勞而辭世，家境陷入困境，我無法繼續升學，僅能在工作之餘選購書籍自己進修。

　　所幸成長的路上不乏有貴人相助，包括陳文生恩師教我「漢文」，沈新源律師教我社會知識及書法等，皆對我大有助益。然而我在二十六、七歲時視力明顯減退，經醫師檢查得知罹患視網膜病變，無法醫治，到三十四歲後便完全失明，困頓無所適從，為了生活不得不另謀生計。

　　多年來積極尋找適合盲人的學習生計，1980 年，幸經友人推薦到陳五福博士所創辦的「慕光盲人重建中心」學習點字與按摩技術，感謝那段時間學校全體老師特別關愛教導。1981 年我從「慕光」研習結業進入社會，最初在台北市「德恩」按摩院服務半年，之後獨自租屋，開始對外營業；當時欣獲諸多飯店經理及櫃檯專員們的照顧，使我的按摩工作得以順利開展。

　　1983 年，慕光盲人重建中心特別聘請日本賀川先生來校教導著名的「浪越指壓術」，慕光中心特令我返校學習「浪

越指壓」課程。在一面工作、一面學習下，將原來所學的按摩技術與浪越指壓融會應用在臨床上，效果顯著，讓我的技術又有了明顯的提升與進步。

　　日本浪越德治郎先生，因母疾藉由指壓按摩獲得改善，進而發現人體原本先天即具備強韌的自然治癒力。德治郎先生運用他的智慧，不斷努力精心研究，終於創造出一套浪越指壓療法，並於 1940 年創設日本指壓學院。歷經理論分析、講習成果、實地結合指壓操作，終於在效果方面，獲得大眾的接受與肯定。1955 年，日本認可指壓的合法地位；1964 年，將指壓按摩師正式命名為「按摩、推揉、指壓師」。目前，在日本指壓學校修業兩年課程，即有資格參與國家檢定考試，若考試及格，可獲得按摩指壓師的營業執照。

　　歷經十餘年專研，發現按摩領域奧妙、深厚、寬廣，具有無比發展空間。若根據人體解剖生理學再進一步研究，深入了解肌肉、骨骼、神經及肌筋膜系統的奧妙，會發現其系統牽連一體，與體內細胞活躍表現於外在的運動系統也有相關性，進而可觀察肌肉造成疼痛和功能障礙之潛在原因，尤其是筋膜，在人體扮演極重要的角色。

　　按摩是為人類紓緩勞損、調整種種不適的手法，了解人體結構及掌控客觀因素，分析勞損的因果關係，以科學原理論述實行，則有事半功倍的效果。因此按摩的施術，須依解剖生理學及各種不適型態觸檢分析，進而採用各種勞損緩解有效手法。由於按摩對養生、美容與復健頗有助益，透過適當手法，

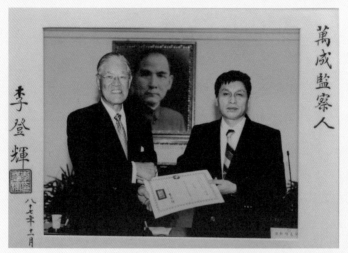

1996 年榮獲「第一屆殘障楷模金鷹獎」，並蒙當時的李登輝總統召見。

不僅方便又無副作用，且不分老少、性別皆可安心接受施術，所以廣被信賴。

一般人對按摩的益處認知不足，以為按摩只能消除疲勞，事實上利用按摩能使身體放鬆，紓解因長期累積勞損、痠痛、職業傷害、缺乏運動及緊張、壓力等所引起的種種不適，有意想不到的神效。全身指壓按摩更可以調整生理機能，促進新陳代謝令全身血液循環暢通。

邁阿密大學研究發現，按摩能使身體放鬆，減少精神壓力的荷爾蒙，例如：腎上腺皮質素對免疫系統造成傷害，經常接受有規律的深層按摩，一個月左右會促使免疫細胞增加，抵抗力也相對增強，免疫系統明顯改善。

筆者積極鑽研專家學者精華資料，並尋找與按摩相關各科系的專業老師學習，以求正確良好之效果。又與鄭洪德老

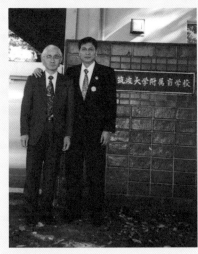
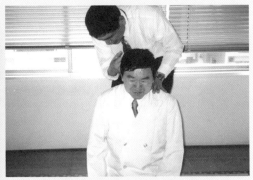

1997年，前往日本筑波大學附屬盲學校進行考察研習，與日本學員共同切磋按摩技巧。

師反覆研究涉獵國際專業學者的最新研究報導資訊，克服許多盲點，研擬出復健解剖學及肌筋膜系統、理論與手法，辨識其生物力學機轉，發現軟組織損傷是人體常見之疾患，將按摩手法與之做整合。又以日本浪越指壓療法為術科基礎，再與肌筋膜系統及所有專業學者之報導為科學理論，累積無數先人成功智慧，融合運用取其精華，終於撰寫出這本《肌筋膜指壓按摩放鬆術》。

感謝由陳五福所長創辦的慕光盲人重建中心全體老師鼓勵與特別教導，以及日本賀川先生、若山敏郎、謝慶良老師、修養齋中醫師、安藤敬夫，還有中國醫藥研究所的全體老師，更感謝解剖專家學者鄭洪德老師日以繼夜無怨無悔的付出，立心慈善基金會林素註、李惠珠兩位報讀小姐的協助；最後，感謝家人的支持。筆者才疏學淺，若有言不盡意之處，敬請社會大眾不吝指教。

兼容現代科學與
古時智慧的徒手按摩術

/鄭洪德

　　痠痛是上帝給與人類一種不受歡迎的負面回饋機制，它是無法避免的警報器，但它具有保護健康的作用。勞損與痠痛是反應身心狀態不佳的真實寫照，消除痠痛才能擁有健康與快樂。

　　多年來，筆者矢志鎖定「消除全身種種不適痠痛」為專一研究課題。年輕時有幸能在大學接受外文教育，助我開啟閱讀外文醫學智庫的大門。後來我廣閱有關徒手緩解痠痛要領的數十本經典參考書籍，收集眾多臨床緩解痠痛之資料；此外又主動尋找各醫學院選修學分，以加強吸收更多醫學專業知識。經過反覆深入探討人體奧妙的解剖學、生理學與復健學，及對身體交互反應之醫學常識，發現單純痠痛大多因為肌肉與肌筋膜本身彈張力不足，引起不平衡，再加上缺乏運動所致。當活動角度受限，各種姿勢不良或因工作過度勞損等，造成血液乳酸大量滯瘀，若再加上營養攝取不足且缺乏適當保養，那麼就會造成人體的種種傷害。所幸，利用徒手按摩的自然順勢醫學，可達到預防重於治療的效果。

歷經系統比較分析，最後筆者整理歸納出一系列關於「潛伏痠痛聚集區域」的發現。亦即在全身八大肌筋膜力學軌道中，有所謂「原始激痛點局部潛伏深處」，然而一般人往往僅能集中注意力在表面的不適部位，而這可能只是身體痠痛不適之

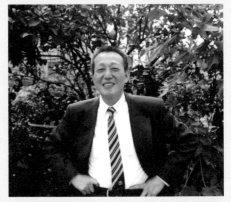

因工作壓力產生的全身肌肉僵硬、頸肩劇痛，透過肌筋膜按摩及伸展，讓我恢復健康。

冰山一角，有更多的隱藏激痛點需要被找到並加以處理。因此，具有經驗豐富之按摩施術者，須深研並釐清痠痛背後潛伏之原因，否則無法針對確定的部位訂定最佳之按摩策略，患部根源一日不除，將導致勞損陷於膠著，痠痛不適糾纏不清、反覆出現。

剖析全身肌筋膜之生化及物理反應，之所以能活化細胞、達到成功修復之目標，乃因下列五項關鍵：

1. 肌筋膜連貫現象（Myofascial continuity）

人體全身上下布滿一整套具有三維立體網狀結構的肌筋膜力學軌道系統，完美地將全身複雜的 600 多塊肌肉作有系統的排列組合，使人體得以維持直立不倒、並因應各種姿勢變化而達到動態平衡。

2. 生物張力共構（Biotensegrity）

講的是一個應力整合平衡的結構。以三角形組成的全身三維立體結構，具有穩健省力、堅固強壯的雙效作用。

人體的骨架和肌筋膜相互組合，從各種外觀角度分析，均是由正立、倒立和側立三角形等搭配而成的基礎結構。如頭頸部之胸鎖乳突肌和頭頸夾肌，屬正立型；肩胛部之斜方肌和胸大肌，屬正反面相交叉型；腰背部之腰方肌和豎脊肌，屬倒立型；骶髂部之臀大中小肌和髂腰肌，屬多重交叉型；胸腹部之腹部四肌群和胸腰筋膜，屬長條交叉三角型；上肢部之肱二、三頭肌和肩旋袖四肌群，屬倒立型；下肢部之膕繩肌和股四頭肌，屬倒立型。

至於姿勢變化時，則會由主動肌、協同肌和拮抗肌協調產生作用力。

3. 潛變（Creep）

肌筋膜之膠體彈力生物蛋白質分子，當遇到重複的外來負荷或壓力，包括牽張、擠壓和扭轉動作時，即產生潛變現象，以因應各種姿勢變化。按摩肌筋膜順勢加速分子潛變能力，可達到降低阻礙組織、放鬆肌肉緊張、縮短回復時間之效應。

4. 遲滯現象（Hysteresis）

肌肉具有彈張力，當肌肉長時間被拉長，張力會逐漸降

低。當肌肉與筋膜被拉長超過彈性區間，放開之後肌肉長度會變得比原本還長，被稱為遲滯現象。此時，可以作用在組織上的能量會有損失，一旦組織有太多能量損失，就會導致力量及運動表現下降。

作用於生理上的改變時，其黏性變形效應發生遲滯消失現象，這好比是慣性作用一樣，一旦變形，即使中途將外來壓力去除時，其應變作用力仍然會持續。也就是說，不讓組織損傷到不可逆，進入彈性能量消失的程度。臨床觀察發現，人處在急性或反覆性受傷和長期壓力時，肌筋膜按壓可使已受傷組織恢復原有的能量功能，而達到放鬆目的。

5. 觸變性（**Thixotropy**）

當膠體受到壓力，如振動、按摩、扭轉等作用時，會導致膠體的黏性產生液化而自行流動，有利於膠體恢復原有強度，利於細胞進行修復。

其次，若細胞透過外來壓力刺激，可以啟動細胞膜之孔道離子出入閘門，達到傳遞信息、進行活性酶之反射反應。

此外，從分子細胞生物學的角度，細胞外基質對機體提供眾多寶貴物質，諸如黏附整合素（Integrins，又稱接合蛋白），迅速將幹細胞DNA之指令傳遞到纖維母細胞（Fibroblast），以分泌大量膠原蛋白纖維（Collagen），進行所謂膠溶液化等一系列反應，重新整合排列已受傷紊亂之組織，達到完成自

然自癒力之神聖使命。

根據筆者親自臨床驗證，在此分享三個成功案例：

1. 疑似帕金森手抖症

Leon Chaitow 在他所著的《Cranial Manipulation：Theory and Practice》（頭顱骨技術學）一書中提到：肌梭（Spindles）係本體深感覺神經反射器，專司調節全身肌筋膜牽張反射作用，調控肌肉收縮緊張度和收縮長度。

家母今年七十餘歲，疑似罹患書上所載之疾患，右手如搓丸式抖動，抱著姑且一試的心情，為母親按摩枕下四小肌結構區，並指導家人如法炮製，輪流密集按摩，果不期然，家母的疾患已有明顯改善。此一成果讓家人信心大增，更加勤奮按摩，歷經一年多不間斷的勤奮按摩，家母身體終於恢復原有功能，右手再也不會顫抖了。

2. 壓力緊張失眠症

壓力形成許多生理反應，如今舒壓已經成為最讓人關心的議題。一般人只想拼命努力賺錢，卻忽略適當休息及運動，導致身心靈不平衡，在不知不覺中造成失眠或伴有肩膀痠痛僵硬及全身不適等文明病。經全身肌筋膜按壓，可調整自律神經（交感、副交感）之紊亂失衡，解除壓力（介白素升高）不良荷爾蒙在體內累積之傷害；同時也釋放大腦中掌控情緒

憤怒中心之「杏仁核」亢進所引起內心深處之焦慮、憂鬱、壓力等種種因素，迅速恢復大腦額葉應有的平穩情緒之正常功能，終於改善睡眠品質。

3. 全身莫名不適感

許多人常感覺全身不適、胸悶、呼吸困難，且精神不振、疲累不堪，經檢查卻查不出原因，醫生只說身體沒問題，只要規律運動、攝取低熱量優質蛋白質，多做深呼吸提高血氧量，作正面思考即可。其實，如果求助於經驗豐富的專業按摩師，透過按摩專業者以現代科學化肌筋膜理論，進行全身調整一段時間後，即可恢復健康、精神飽滿。

鑑於以上科學理論，本書詳細地針對肌筋膜系統、神經系統、骨骼肌系統進行說明，唯有熟悉這些看似繁瑣的理論及名詞，才能精進自己的技術，達到最佳施術效果。本書根據歷經多年不停反覆測試修正琢磨，並與有三十多年豐富臨床經驗的專業理療按摩乙級技術士林萬成先生共同鑽研，加上臨床測試成功案例，合力撰寫出這本《肌筋膜指壓按摩放鬆術》。整理出八大肌筋膜力學軌道線圖，並深入淺出剖析其生物力學原理以供讀者參考。除注意到按摩之適應和禁忌外，其更大特色在避開與按摩無關的細節，可符合目前按摩發展基礎之需求。

所謂「花無百日紅」，人難免會有身體不適的時候，平

常若能注重保健，規律運動，運動量達到細胞粒線體所需要標準值，即能開啟並強化細胞的天然自癒力。疾患一旦發生，瞬息萬變超乎人類想像，可尋找專業按摩，紓解身心疲勞壓力，既安全又無副作用，是人類保健最簡便的養生之道。

筆者學識經驗淺薄，個人力量微不足道，若能結合有志之士共襄盛舉，更能達到理想健康快樂人生。若詞不盡意，尚祈諸位賢達之士多多指教，俾便改進。

PART 01

按摩與健康

最普簡廉效的保健法

　　在追求健康的時代，人們對非藥物之輔助養生法的研究已有長足進步，如：歐美的徒手按摩，或是利用槓桿原理而設計的巧妙按摩整骨術；先賢科學家們根據人體解剖生理學、軟組織損傷生物力學與肌筋膜系統，研究設計出的肌筋膜調理法；還有日本浪越指壓術，是植基在人體原本具備的強大自然治癒力之上所發展的按摩術。透過科學理論與驗證，證實按摩對人體保健與復健具積極正面意義，而台灣的按摩歷史從古代流傳至今，其技術亦深得社會大眾認同與肯定。

　　指壓是利用徒手，在全身進行按揉、施壓，亦是按摩領域中最廣泛有效的重要手法。指壓對肌肉運動受損和痙攣方面效果神奇，若應用得法，既安全又無副作用，是全身放鬆、維護人體健康最佳的手技。

　　正確的指壓按摩，是應用熟練敏銳的手，通過體表刺激滲透到深層肌肉，對神經、血管、淋巴、荷爾蒙產生直接作用，活躍細胞，促進肌筋膜組織的活力；使全身免疫抗體增

強，產生自然自癒力，將身體的種種不適，得以獲得整體性的平衡機能，重整進行改善。

　　按本法應用徒手操作時，必須先與體表接觸，再按壓與推揉，不僅使身體得以釋放壓力，全身舒暢，亦能讓身心靈得到安適作用。而溫暖的雙手，比任何替代按摩器具優越；凡擁有專業經驗豐富指壓按摩技術者，其手指觸感都特別敏銳，能精準了解皮下肌筋膜的柔軟度或僵硬程度狀態，辨別身體異常勞損狀況，並立即調整施術手法，變化深淺強弱之策略。

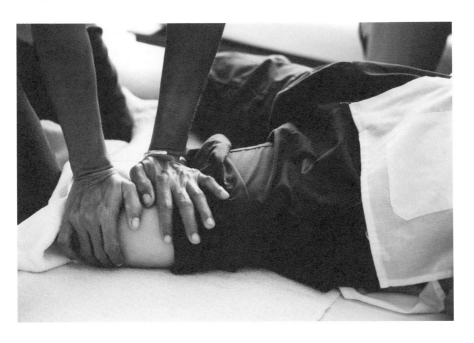

施術者如何善用身體力學的原理

　　指壓是一種耗時又費體力的工作，為了避免不必要的職業傷害，施術者要將自己的身體省力安全擺在第一，運用身體力學特殊技巧，除了可將職業傷害降到最低，更能提高按摩最佳效果。身體力學不僅能保護自己，而且能發揮四兩撥千金之效，

靈活的力學原理

　　身體力學運用是指借用肢體上身重力技巧，利用順勢轉移借力使力來調整身體。通常進行指壓時，最容易讓施術者受傷的部位為腰部、上肢（尤其拇指關節、肘關節、肩關節），而善用槓桿原理，以強而有力的屈肌群關節韌帶與肌肉為主；用掌根時，腕關節應避免伸展施力過度以免造成勞損；指壓時先辨別軟組織鬆軟與緊繃之差異性，而後設定施壓的部位和力量強弱差別施術，都是運用身體力學的特殊技巧。

　　利用身體力學要集中注意力，將手指的位置整合為一。有些動作需要用意識去感受重力的存在，在加壓時，利用身

體重量比靠手指力量來得省力又安全。當利用身體的體重通過關節施力時，記得盡量保持直線。

施術者力量應由下肢出發，利用軀幹之重力往下傳遞，經由手指與掌根或前臂施壓到被術者的不適部位激痛點，這一條壓力線要絕對的穩定與溫和。而軀幹之重量，最初是藉由骨盆經腰部脊柱至上背，然後經肩關節傳到手臂及手指上。

各部位身體力學應用

以上所述，即是靈活運用人體肌筋膜功能線和螺旋線之力學原理巧妙變化衍生而來。例如：用拇指按壓時，四指必須貼緊體表當支點，借力使力以穩定施壓力量，因應不同部位變化角度，可採用手臂伸直或略微彎曲，雙拇指呈內、外八字型手法。

需要較重力量或深層按壓的部位，則利用上半身的體重以 45 度角下壓，另一手協助穩定施壓姿勢。需用肘壓手法時，更應借上背體重下壓，但應注意肘壓時，須屈肘握拳手心向上，則可避免尺骨端和鷹嘴凸下內側受傷害。利用雙手拇指腹交疊支撐，善用身體部位相互支撐來加壓，既省力又安全，保護雙手不會發生軟組織扭傷。

按壓全身不同部位採不同姿勢，施術者須應用下肢（膝關節和踝關節）來移動時，利用雙腳髖膝踝關節改變角度，調

控重心位移和姿勢變化技巧運用，確實保持平衡與穩定狀態。

按壓腰部時，兩腳與肩同寬，施術者彎腰，利用上半身重力屈肘，用近端尺骨面或尺骨頭（寬面者用尺骨面，窄縫者用尺骨鷹嘴突）輕壓。按肩胛時採弓箭步，前腳屈髖屈膝後腳伸直，緊靠床緣屈肘下壓，一開始重心起於後腳，之後隨著位移部位需要，而將重心慢慢移動到前腳。重心的位移是靠膝關節之屈伸來調控。

全身操作時，針對不同角度方向的施力手法，需要彎腰時才彎腰，平時要盡量避免彎腰過久，以屈膝弓箭步姿為主。按壓時被術者需擺正確姿勢以利施術的體位，達到既省力又安全的最佳效果。

按摩床與升降椅的重要性

要注意身體力學也需要有標準良好的按摩床，按摩床的高度，需以施術者的身高及屈膝的高度為準；床的軟硬度需用較硬的海綿墊，以能支撐施壓重量，避免下壓力量被吸收而不穩，以利施術者施術省力而穩定。

按摩姿勢可坐可站，為求施術方便、保護自身安全與平衡施術者，須備一升降椅，以減輕腰部或站立時的負擔。例如按摩頭部、上肢、下肢時，可利用升降椅方便施術，有事半功倍的效果，既安全又方便，避免過度勞累。

按摩的注意事項與禁忌

按摩施術者需充分了解人體結構和人體解剖，尤其是骨骼、神經、肌肉解剖生理學，以及肌筋膜系統，也應避開頸動脈、腋動脈、鼠蹊大動脈、橈動脈等區域。按摩前應充分了解軟組織系統與受傷之生物力學，同時還要能指導被術者擺出正確舒適的自然體位。施術者要很敏銳地集中注意力，觀察被術者反應及接受程度，適時地調整受損定位與施術技巧，加強變化手法施術，並隨時留意患者不良反應。

按摩禁忌

1. 先天患有眩暈症。
2. 各種急慢性傳染病，如結核病。
3. 各種惡性腫瘤疾患及嚴重肝炎。
4. 各種潰傷性皮膚病、牛皮癬及帶狀疱疹。
5. 化膿性疾患。
6. 嚴重精神病患。
7. 嚴重腸胃潰瘍者。
8. 年老體弱的危重病患者，及嚴重糖尿病或洗腎血管脆弱者。

9. 有發高燒、骨折、急性紅腫熱痛等情況者。

10. 嚴重骨質疏鬆症者。

11. 使用抗凝血劑治療的患者。

12. 血小板細胞缺少，皮下容易瘀血者。

注意事項

1. 有裝置心律調整器及裝置廔管的洗腎患者，均須避開裝置部位。

2. 開刀後裝置鋼釘或鋼片，須避開裝置位置。

3. 孕婦應避免按壓及腹部，並且不可強刺激敏感點，如崗上窩、虎口。

4. 指壓進行中假使被術者出現體溫突然下降、脈搏微弱等現象，應立即停止施術。

5. 中風者先避開血壓不穩定危險期，注意嚴重高血壓及其變化猛暴性高血壓眩暈患者。

6. 急性踝關節扭傷紅腫熱痛，須先冰敷，經 X 檢測無礙，始可施術。

7. 急性五十肩高峰期須先熱敷，促使血液循環良好，並了解沾黏激痛點及運動範圍。

8. 皮膚細嫩、血管脆弱、容易瘀血者，不得強力重壓。

PART 02

指壓按摩
對人體的
生理作用

指壓按摩的物理效應

按摩是指運用多元手法，包括按壓、按揉、扣打、運動等，運作在肌筋膜及激點上，一方面使人體的痠痛勞損獲得局部舒緩作用，另一方面這些刺激會轉換成各種不同的能量和訊息，透過神經、內分泌、體液等系統，對循環、消化、免疫、呼吸、運動等功能以及鎮痛機制形成一定的影響，進而達到舒解疾患不適的效果。

藉由外力的擠壓、牽引、按揉及摩動，在人體的生理組織上會產生許多明顯的物理效應。指壓按摩產生的效應大略區分為兩大類：一為摩擦運動熱浪循環效應；二為舒解效應。

熱浪循環效應

熱浪促進循環效應包括促使淋巴液加速靜脈回流、擴張肺活量循環、促進細胞呼吸等，增進氧化磷酸化產能，提高二氧化碳（CO_2）代謝移動速度，以及幫助腸胃蠕動，促進水腫、瘀血的排除。藉由向心節律性的按壓，可讓血管、淋巴管和周圍組織間液產生驅動性移動力，節律性的動作就如

同唧筒壓縮般一抽一吸，促進內皮細胞活化，產生具有擴
張、舒緩血管作用的重要關鍵分子一氧化氮（NO，也稱血
管擴張素），可防止血管動脈硬化，加速新陳代謝排除自由
基。

舒解效應

　　人體經由各種適當角度的按、揉、擠、壓等被動伸展，
放鬆肌肉纖維、肌腱、腱鞘、表皮、皮下組織、疤痕組織及
沾黏，將肌肉及結締組織沾黏或纖維化的部分鬆解，同時可
改善並預防皮膚皺紋。此外，還可讓嗜糖飲食者促進醣代謝
排毒，將膠原蛋白高度糖化的扭曲變形細胞重新整合排列，
讓纖維母細胞組織恢復彈性及柔軟度。

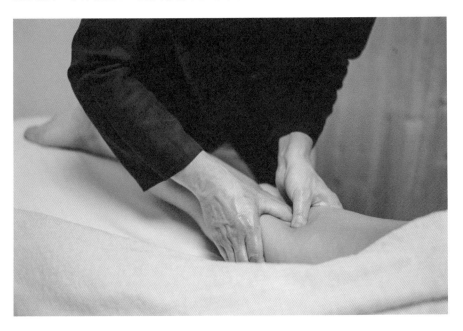

指壓按摩的生理效應

對神經系統的效應

神經系統在人體扮演極重要的角色，就好比電腦的終端機，假使電路受損或當機了，將造成全部系統的癱瘓。

神經細胞可大致分為運動神經（又稱輸出神經）及知覺神經（又稱輸入神經），運動神經能將腦的指令傳遞到相應的肌肉系統進行動作，知覺神經則是負責接收外界環境的刺激。若神經系統發生障礙，將導致痠、痛、麻痺及無力感等現象。

神經系統的感應傳遞方式如下：
1. 輸入到中樞大腦，感覺體內與體外的環境變化；
2. 中樞大腦解析上述變化及整合；
3. 輸出改變肌肉與腺體細胞的活動狀態，以因應環境的變化，維持身體恆定狀態。

假使人體出現某些不恆定狀態時，透過指壓亦可使其恢復正常。手法、施力輕重、角度變化、操作時間長短、施壓

部位等差異，都會對神經系統產生各種不同程度的優化效應。

　　各種手法的刺激部位和紓解激痛點，大多分布在周圍神經的神經根、神經幹、神經節、神經節段或神經通道上。刺激作用可改善周圍神經元及傳導途徑，促使周圍神經產生興奮，以加速其傳導反射，同時還能改善局部血氧循環和活化神經細胞及神經纖維功能，也能改善人體軟組織運動的效能。

　　利用不同手法、不同力道在不同區域進行指壓，可透過反射傳導途徑來調節中樞神經系統的興奮和抑制過程。將對神經產生不同的反射作用。以力道來說，若採取輕度按壓的手法，其刺激作用溫和柔軟，可使中樞神經系統產生抑制，帶來輕鬆舒適感，具有放鬆肌肉、鎮靜的作用。

指壓的鎮痛作用

某些疼痛症狀是由於感覺神經受到惡性刺激，在疼痛部位上有關神經支配部位及壓痛點上使用指壓手法，可透過神經的傳導與反射，釋放所謂的 β- 腦內啡（β-Endorphins），進而達到鎮靜止痛的作用。

例如：腰痠背痛、痙攣及許多疼痛患者，透過適當手法的指壓按摩，可迅速使肌肉痙攣緩解、放鬆、恢復供血、疼痛消失。因此指壓手法能激發神經，調節體液機能等一系列的改變，影響到體內與疼痛相關的神經介質、激素的分泌代謝，以及化學物質如緩激肽、P 物質、組織胺、肥大細胞等之致痛因子減少衍化釋放過程，達到鎮痛作用。

淺層指壓按摩可清除衰老的上皮細胞，促進皮脂腺、汗腺的分泌；亦可使分裂細胞較快去除凋零角質層，加速皮膚的新陳代謝，改善皮膚呼吸，增加皮膚彈性和光澤。重度用力的手法，其刺激作用較強，可使中樞神經系統產生興奮及痠麻感，促使精神振奮、緩解痙攣、止痛、增強心跳及腺體分泌等，而因為刺激到了肌肉中的肌梭及肌腱中的肌感應器，進而活化本體感覺，對於改善肢體動作障礙很有效果。

在施行部位方面，例如失眠者接受頭部前面、後頸部及骶部之副交感區指壓時，具有鎮靜安神作用，常常在指壓過程中即可產生睡意。而嗜睡者在按壓背部與頸雙外側交感神經節時，可感覺頭清目明、精力充沛，具有提神、強心、興奮等作用。若指壓施行在全身，可改善大腦皮層的機能，並透過神經系統之自主神經反射刺激，調整肌肉疲勞和營養供需狀況，恢復原有體能。

自主神經分為交感神經與副交感神經，兩者互相協調拮抗平衡。如交感神經可使心臟心跳率增加，心搏量增大，使血管收縮將血液集中到運動器官，抑制消化系統胃的蠕動及胃液分泌；而副交感神經反使心臟心跳率及心搏量減慢，使血管擴張令血液集中到消化器官，以促進胃的蠕動和胃液分泌增加。

對循環系統的效應

指壓按摩具有擴張血管、增強血液循環、改善心肌供氧、強化心臟功能等作用，對人體的體溫、脈搏、血壓等產生一系列的正面影響。

1・對血管壁的作用

* **擴張毛細血管壁：**全身血液量有 80% 集中在毛細血管中，而 70% 呈儲備狀態，只有 30% 在使用中。各種指壓手法對血管壁的作用，主要表現在放鬆肌肉促使微動脈出口進入微血管之管徑擴張，容積增加，流暢便加速，使大部分在儲備狀態下的毛細血管更具滲透性，進而改善肢體的血液循環，提高局部組織的供血和營養。如施行大面積的指壓手法可使不同區域內臟之供血量得以重新分配，同時也降低血流阻力，有助於靜脈流體力學回流速度，降低心臟中央動脈的壓力負擔，滋養肌筋膜核心線，增強活化內分泌作用。

* **促進血管壁內皮功能：**血管之內皮細胞參與許多重要反應，如釋放擴張血管的內皮素及一氧化碳，調節血管血流阻力；影響腎上腺素，使血壓波動，促成荷爾蒙代謝；影響免疫反應，促進巨噬細胞吞噬

能力；增強生長因子，促使細胞發育生長；調節血栓沾附及製造修補膠原蛋白和醣蛋白。

指壓手法對人體體表組織的壓力和所產生的摩擦功能，可大量地消耗和清除血管壁上的自由基及脂肪類物質，減緩血管的硬化，對恢復血管壁的彈性、改善血管的通順性能、降低血液流動的外周摩擦力等，都具有一定作用。

2・對血液循環的效應

- **加速血液流動：** 指壓手法雖只在體表肌肉群進行節律性按壓，但其按壓效力卻能傳遞至深層肌肉群的血管壁，使受阻的血流驟然流動，加速暢通。但由於動脈內壓力很高，不容易壓縮，靜脈內又有靜脈瓣的存在，防止逆流，故實際上是微循環受益較大，使血液從小動脈端流向小靜脈端的速度得到提高。但因為全身 80% 的血液都在軟組織及全身肌肉上的毛細血管中（亦包含內臟器官），故微循環是血液與組織間進行物質新陳代謝，以及新鮮氧和二氧化碳氣體交換的場所，而動脈、靜脈只是流通的管道，所以啟動促進微循環內的血液流動，對生命具有重要意義。

- **降低血液黏稠度：** 在瘀血狀態時，血管的血液流速降低，血中營養之微量元素如鐵、鎂、鉀、鈉、鈣等物質又屬重金屬，容易沉澱致使血液黏稠度增高。

黏稠度的增高又進一步使流速降低，二者如此惡性
循環，導致血管內皮加速損傷，一旦動脈硬化，最
終造成血液凝集、凝固。透過指壓手法有效的刺激
作用，能迫使血液重新流動並提高血液流速，進而
降低血液黏稠度，使血流速與黏稠度維持良性循環
狀態。如此一來，可減輕心臟負擔，亦可改善高血
壓及動脈硬化症等。若搭配規律運動及減少攝取高
熱量食物，即達到全面效應。

對消化系統的效應

指壓能對消化系統產生間接作用，而透過不同的手法及
施作部位，則能達到雙向調節作用。

當藉由指壓刺激副交感神經興奮，能促使平滑肌的張
力、彈力和收縮能力增強，進而促進胃腸蠕動，分泌消化液，
加速消化過程。然而若是消化系統處於亢進狀態如胃腸痙
攣，可透過指壓使其進入抑制狀態，即可緩解痙攣。

而集中按壓或震顫可緩解腹部脹氣及腸鳴；由橫向左右
波浪掌壓震顫，可預防腸沾黏及防止脂肪堆積。

對內分泌的效應

身體要維持正常的功能，除了神經系統外，還需要重要
的內分泌系統。內分泌腺分泌各種荷爾蒙（也稱激素），因

為它無管腺，所以這些分泌出來的化學物質是透過血液或體液傳送到體內各個臟器，使器官發生作用。荷爾蒙的分泌正常與否，關係到人體的健康程度以及壽命長短。

主要的內分泌腺包含腦下垂體、甲狀腺、副甲狀腺、腎上腺、性腺等，當這些腺體分泌的荷爾蒙不足，會導致器官功能低下，反之若分泌過多，就會出現亢進的狀態。

當施作按摩在特定的部位，可刺激特定的內分泌腺，例如對腦下垂體具有作用的指壓點在枕骨下緣、頭後四小肌，甲狀腺的指壓點在前頸部下頸椎的第 4、5、6、7 節前緣、斜角肌、胸鎖乳突肌後緣及枕骨下緣四肌群等。

對免疫系統的效應

免疫系統是一個由體內各種組織和器官所形成的網絡，在彼此的合作之下，共同偵測來自環境中的病毒、細菌等病原體，並判斷是否應啟動防禦機制。免疫系統中最重要的就是淋巴系統。淋巴系統的組成可區分為幾大部分：淋巴（淋巴液）、淋巴管、淋巴組織與器官。

1. 淋巴（淋巴液）

細胞與細胞間隙中有許多細胞外基質，含有非常寶貴的液體，稱為「組織間液」。90% 的組織間液會自動在毛細

血管中不斷自由進出，以達到機體動態之平衡。但造物者也巧妙設計保留 10% 的組織間液轉換成另外一套更具特異功能之淋巴液系統，獨立通過靜脈而直達心臟，這種特殊增加的免疫功能，可以在新陳代謝過程中，避免因遭遇任何錯誤而影響生命。

2. 淋巴管

淋巴管是輸送淋巴液的管道。毛細淋巴管遍布全身，負責將組織液回收，傳送至淋巴器官。毛細淋巴管如同靜脈般具有瓣膜，可防止淋巴液回流。淋巴管藉由骨骼肌的收縮擠壓，讓淋巴液輸送到身體各處，淋巴器官及淋巴組織則會依據所接觸到的外來抗原製造抗體或對外來物進行攻擊。

3. 淋巴組織及器官

可區分為初級淋巴器官與次級淋巴器官。初級淋巴器官是白血球生成及發育之地，包括骨髓和胸腺，次級淋巴器官則是免疫反應發生之地，包括淋巴結、脾臟、扁桃腺和黏膜相關淋巴組織。

人體約有 600 個淋巴結，主要集中在腋下、腹股溝（鼠蹊部）、頸部、腹部等處。

透過向心節律性的指壓按摩及向心摩擦，可協助淋巴回流至靜脈。

對運動肌肉系統的效應

欲恢復運動肌肉功能，指壓可說是最直接、最有效的手法，尤其針對人體肌肉、肌腱、筋膜、關節囊、韌帶等軟組織，因受到撞擊、扭傷、過勞、運動過度及工作固定姿勢過久（如低頭族）等積勞成疾所引起的軟組織損傷，指壓有以下獨特的效果：

1・改善肌肉勞損及營養與代謝問題

肌肉組織可因運動過度而發生損傷變性，造成功能障礙，指壓手法可促進肌纖維的收縮和伸展，肌肉的活動又可促進血液及淋巴循環，進而改善肌肉的氧氣及營養供輸，增強肌肉彈力、柔軟度和張力。

肌肉的主動運動會消耗能量及氧，產生乳酸進到血液中，身體在代謝乳酸時會產生酸性的氫離子，累積在肌肉中使得肌肉代謝廢棄物的效率變差，形成所謂的「延遲性痠痛」。此時運用指壓手法可促使肌肉得到充分的氧及營養物質，並將組織液中的乳酸及有害物質迅速排出體外，消除肌肉疲勞。間接還可加倍改善脊神經纖維所支配的微循環，分泌滑液，達到新陳代謝功能。

2・分離、鬆解沾黏

軟組織損傷後，疤痕組織增生，互相沾黏，對神經血管

產生擠壓，是導致疼痛與運動障礙的重要原因。指壓手法可直接鬆解沾黏，而按、揉、彈、撥與配合自動和被動伸展等手法，則可分離筋膜、滑囊之沾黏，促使肌腱、韌帶放鬆，鬆綁關節。

如按揉肩關節對肩胛痠痛有不錯效果，因為肩關節退化周圍組織勞損，運動受限，肌纖維遭受破壞，其排列組合紊亂，造成軟組織全面糾纏沾黏。經過一定階段的指壓按摩，直接刺激細胞外基質之纖維母細胞，分泌大量膠原蛋白，進行纖維重新整合修復消除疤痕，一旦分離沾黏成功，即可恢復運動功能。

3 · 糾正亞錯位（解剖正常生理位置異常）

人體在健康狀態下，其肌肉、韌帶是平衡的，關節活動是靈活的，排列亦是正常的。但隨著年紀增大，往往會因退化或外傷如跌倒、撞擊、扭傷及工作造成的姿勢不良等干擾因素，導致肌肉縮短、韌帶不平衡，造成脊柱與各大小關節側彎、滑脫、移位、前後凸等異常現象。運用各種指壓手法，能使關節、肌腱歸位，解除了對組織的牽引、扭轉、壓迫感傳應力，使疼痛消失，因此指壓對此有顯著效應。例如：脊柱後小面關節急性亞錯位，造成小面關節囊和鄰近韌帶損傷，造成功能障礙，藉由指壓可調整亞錯位，並可立見成效。

4 · 解除肌肉痙攣

當我們過度使用某些部位的肌肉，肌肉因重複收縮而肌肉縮短、固定、糾結在一起而引起疼痛，是所謂的「肌肉痙攣」。

肌肉痙攣是一種暫時性、自然的保護現象，但持久的肌肉痙攣會擠壓穿行於其間的神經血管，造成局部缺血、細胞壞死、肌筋膜沾黏，進而使活動受限，形成慢性損傷的疼痛來源。肌肉縮短會使其失去原有的韌性、彈性，利用柔和伸展可使肌肉恢復原有長度、彈性與張力。指壓手法可直接緩解肌肉、解除痙攣及縮短，其機理如下：

- 促使局部循環和組織溫度升高，使肌肉內之致痛物質含量下降
- 鎖定肌肉痙攣上下兩端起止點按壓，可迅速緩解痙攣疼痛

> **注** 不得直接在痙攣激痛點上按壓，只能在局部輕度揉捏摩擦，讓肌肉增溫而放鬆，以避免二度傷害。

依解剖的論述，軀體本體感覺（深感覺）的反應作用如下：

- **肌梭感應器**：調控肌肉收縮長短之大小及姿勢整合力

- **肌腱感應器**：調控肌肉收縮張力大小

- **調節感應器**：調控關節囊韌帶靈活度

在含有高密度肌梭數量的肌肉，如枕下四小肌、蚓狀肌，及全身重要神經敏感運動關鍵點，如肩胛內上角、腰部髂後上棘、背闊肌板機點（第十肋髂肌上下左右）、大轉子上緣（臀中小肌）、膝膕窩、股二頭肌短頭、胸前鎖骨末端喙突下、肱二頭肌長頭、肱三頭肌長頭、肱骨內外上髁、旋前圓肌、手腳掌骨縫及其他常見痠痛點等多加以按壓，將有令人驚奇的效果。

PART 03

指壓按摩
基本手法

按摩的手法無論如何變化，皆有其一定的規範和技術要求，強調力的運用與熟練的手法相結合。過程中施術者除了要有正確姿勢外，要依被術者的身體部位及勞損狀況，施予最適合的手法，所用的力量輕重及順序也很重要，對體質弱者用溫和的力量操作，反之亦然，假使強弱不明，宜用剛柔搭配的綜合手法，隨時調整。

以下將介紹五種最常使用的按摩手法，分別是：按壓法、按揉法、改良式扣打法、運動法以及伸展法。

按壓法

按壓法的要領

按壓法是按摩操作中最常使用、也最廣泛有效的壓法，亦可稱為「指壓法」或「壓迫法」。

操作時乃是運用體重及槓桿原理，對人體肌肉進行施壓。按壓部位需依照人體結構解剖原理施作，如：肌束的起始點、肌筋膜系統、軟組織構造形態，才能發揮感應強、作用快的效應。節奏性的施壓可分離肌纖維，增加肌肉放鬆與收縮的能力，並為肌肉帶來血氧量與養分。

用指、掌、肘在體表上，以垂直或 45 度角的方向，逐

漸用力下壓，力量由輕而重，穩定且持續，使刺激力量能充分滲透機體深層肌筋膜組織。初始由 3 秒至 5 秒施壓後，再轉移至下個部位繼續施壓，必要時可改為 7 秒至 10 秒。忌用兇猛暴力，以免產生不良反應。

按壓法的種類

1. 拇指壓

　　拇指是由近節骨與末節骨而組成，比其他四指顯得短而粗大，具有強而有力的肌群及豐富敏銳的神經，因有特別發達的拇指腹，應用範圍較廣。人的拇指有先天性直型和背屈型兩種，直型較能做深層指壓，效果較好；而背屈型則適合揉捏，只能做淺層指壓，不適合做深層施壓。拇指腹可應用在任何部位，可靈巧發揮運用。

(1) **單手拇指壓**：以單拇指貼住體表壓點，並藉其他四指為支點來穩定拇指。若是藉由四指的輔助力量，用腕關節帶動拇指壓緊慢慢滑動的壓法，則稱為「拘壓法」。單手拇指壓是是最常使用的壓法，也是觸檢最有效的手法。

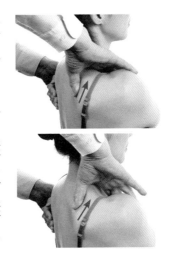

當按壓激痛點時，拇指不能移動，向下壓的力量要時增時減、一收一放才能達到最佳效果。由於接觸面小，故壓力較強，對肌筋膜、肌腱激痛點及板機點持續不斷的柔和刺激後，可增強深層的滲透力。

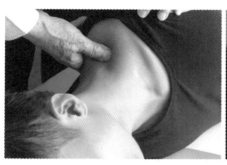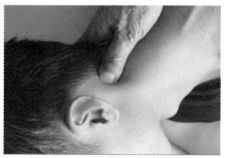

在體表上的肌肉組織，如胸鎖乳突肌、胸大肌、上斜方肌、髖內收肌較近端的位置，可以用鉗式觸摸夾壓法做有效的觸檢。此手法是用拇指和食、中指，將組織夾起，鎖定激痛點或硬塊施壓。

(2) **雙手拇指壓：** 雙手拇指指尖靠近，使兩指夾角呈 30 度，或內外八字型，同時各併攏四指以兩側當支點，用腕關節帶動兩拇指同時施壓。

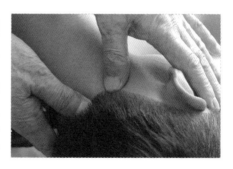

(3) **重疊拇指壓**：左拇指置於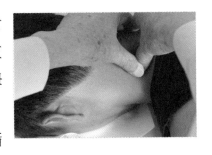
右拇指指甲近端（慣用左
手者則相反），如同雙手拇
指壓般讓兩指呈 30 度角，
然後固定右拇指並以兩拇指
同時施壓。這時在上方的左拇指不可過分施力以免增
加右拇指的負擔。同時施壓時，下方指力占 70% 為主
力，上方指力占 30% 為助力，此法較能滲透至深層。

2. 二指壓

(1) **拇指和食指對立壓**：以拇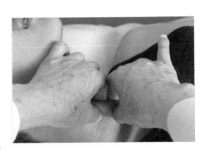
指腹和同手的食指腹挾住
肌肉，用兩指腹壓揉。這
是應用於手指、腳趾、胸
鎖乳突肌或其他細長型肌
肉時常用的手法。

(2) **食指、中指的重疊二指壓**：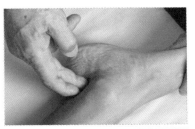
將食指跨於中指背面微屈，
以利固定增強中指的力量。
此法也適合自我雙手指壓
操作，適用於枕下肌群或
其他狹窄凹縫處。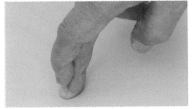

3. 三指壓

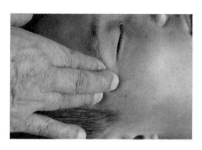

把同手的食、中、環（無名）三指微屈併攏緊貼，成為三角形指腹。此法可用在頭顱或其他適合部位，也適合自我按摩。

4. 食、中、環三指與拇指對立壓

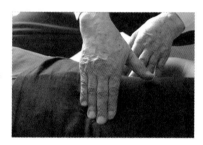

拇指和同手整齊併攏的食、中、環三指對立，虎口稍留空間以握緊肌群對立夾壓。此法用於後頸、肩膀、上肢及小腿肚之操作最為適宜。

5. 四指壓

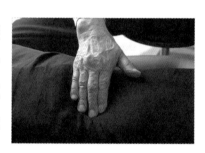

以四指或手掌壓緊貼於體表，將手掌向前後推壓吸住的一種特殊壓法。常用於腹部，分成波狀掌壓、輪狀掌壓等，屬於吸引壓法之一。

6. 掌壓

(1) **單手掌根壓**：將五隻手指全部貼緊併攏，並以單手手掌的掌根施壓。此法可施予廣闊肌群的部位，例如：大腿。

(2) **雙手重疊掌壓**：以雙手重疊的掌壓。雙手手指全部併攏，左手掌緊貼於右手掌背同時施壓。

(3) **重疊交叉掌壓**：左手虎口朝向右手腕關節，同時施壓。此法僅適用於脊柱。

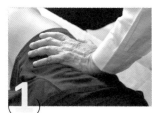 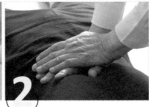 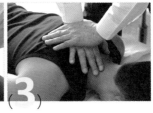

> **注** (1) ～ (3) 掌壓通常施於背部、脊柱及腹部居多。

(4) **掌根壓**：利用腕關節腕骨近端，手掌些微背屈，使用掌根的壓法，其特色為強而有力，雙掌重疊時能滲透至深層肌群，使用範圍廣，例如：背、腰、臀及下肢，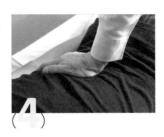可橫向及縱向推揉，亦能緩解堅韌僵硬肌群。

(5) **豆狀骨刺激壓法**：利用上半身力量，用腕關節尺側豆狀骨貼緊體表施力，於脊椎兩旁向外推的一種強壓法，也適用其他堅韌僵硬之肌肉。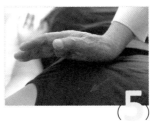若想要達到更深層的效應，必須雙手重疊施壓。此法常用於腰背部、下肢等部位。

7. 肘壓

當遇到深層肌肉或頑固痠痛，拇指無法處理時，就必須用手肘來施壓。適合使用於僵硬厚實的肌肉，如：肩背，對深層頑固的痠痛有事半功倍、立竿見影的效果。也適合全身長條型肌肉，例如以手肘跨過最長肌施壓。對於身材較壯的人，也適合使用此壓法。

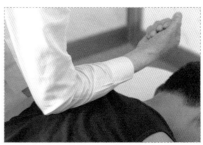

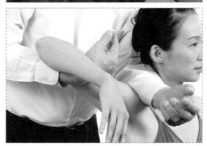

使用尺骨鷹嘴突或近端尺骨面的位置，是施行按壓法最有利的部位，但有以下幾點必須注意：

- 使用手肘容易造成過度用力問題，按壓時必須慢慢地增加力量，且隨時注意被術者的反應。

- 手肘會比指腹或拇指較不敏感，故施壓時應先用手指觸摸，為施壓範圍定位。手肘可柔和縱向微移按揉，或45度角按揉，亦可跨過肌腹，使用範圍較廣，例如，對肩背、臀及上下肢較大塊肌群，可採向心接力式手法，既省力又有效。

- 前臂尺側近端有較寬的平面，可滑動按壓，適合深層、狹長型肌肉。

8. 膝壓

膝蓋跪立式施壓，主要用於腰臀部和大腿後側及厚實肌群，施力輕重應以被術者能忍受為主。

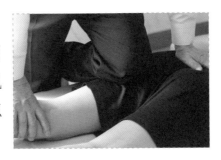

按壓法的技巧

1. 緩壓法

在一個定點施壓約 5 秒至 7 秒，手指不離皮膚，壓緊後緩緩下壓，再徐徐放鬆；徐徐加壓時可分輕、重（深、淺）二階段重覆施壓。

2. 長壓法

一開始就保持一定的壓力，持續 5 秒至 10 秒的強壓，這種手法多以拇指及掌根施於肌肉堅韌厚實部位，如肩、背、腰、臀。

3. 集中壓法

集中於一個定點深淺浮動的壓法，以 5 秒至 7 秒時間，漸漸增壓，如到達適當的深度，則可徐徐減壓，但手指不可離開皮膚中斷壓力，然後再度予以施壓，此過程要重覆多次。此法可用單手拇指、雙拇指或重疊拇指壓，亦可用肘壓來實施。

4. 上下震顫壓法

　　所謂震顫是指上下震動而非左右搖動，將拇指、三指或手掌密貼於皮膚，並予以震動 5 秒至 10 秒鐘，保持一定的施壓力。如兩手掌施術時，可分別變化為單手掌震動壓、兩手掌震動壓、重疊手掌震動壓等。這是藉快速震動使力量滲透於皮下肌肉的一種獨特壓法，常施於腹部。

指壓操作的強弱程度

● 微觸壓
像是輕觸皮膚，其壓力約為 1 至 3 公斤左右，大部分用於觸診。

● 輕壓
其操作屬於輕度、柔適的程度。施壓時必須配合自我呼吸而徐徐加壓，然後再緩緩減壓。其壓力約為 4 公斤至 6 公斤之間為宜。

● 中度壓法
到了中度壓階段時，將會有痠痛感。開始時雖然感到有些疼痛，但經 7 秒至 10 秒後，這種痛感會轉變為舒適感。其壓力以 5 公斤至 15 公斤為宜。

● 深層強壓法
這是最強的施壓，用上半身重力，而其壓力的強度則界於 15 公斤至 30 公斤之間，不可超越此範圍。這種程度不致於產生不快感，其痠痛感是一般人可以忍受的舒適痛快程度。實施此法時，必須穩定控制這種舒適、痛快的狀態而不可間斷，但不宜暴力，僅適合肌肉堅韌僵硬者，大多施作在如肩、背、腰、臀及下肢部位。

 此重力強壓法需用肘壓，利用重力方可事半功倍穩而持續，達到按壓最佳效果。

按揉法

按揉法是用手壓在定點部位上，壓緊體表，上下左右或45度角按揉，能滲透帶動皮下軟組織。若是依手勢而揉動，稱為按揉法；若是運用手指夾緊肌肉兩側，上下接力式夾緊揉動，稱為夾揉法。在臨床應用中，按揉法是相當重要的一種手法，運用時應略加壓力，以不按到骨骼為度，但按揉時幅度不宜過大，避免造成皮膚傷害。

按揉法的種類

1. 拇指揉

以拇指腹或拇指球，向體表揉動，常施在四肢、背脊兩側等全身各部位。如用拇指在兩肌接縫處深層按揉，可按到深層肌肉與筋膜。

2. 兩指揉捏

以拇指與食指腹，同時夾住狹長肌肉，如胸鎖乳突肌或趾節，若捏住肌肉，然後上提夾揉，稱為抓舉揉捏。

3. 四指按揉

四指併攏接觸體表按揉，適合施予較脆弱的部位，如腹部、臉部，及全身淺層肌筋膜。

4. 掌根揉

　　腕部稍微背屈，不宜過度背屈以免造成傷害，以掌根貼緊體表壓揉之，通常用於腰、背、臀及大小腿等較堅韌大塊的肌肉群。

5. 斜向肌纖維推揉法

　　利用指腹、手肘直接垂直在肌肉纖維上，來回摩擦或 45 度角按揉。此手法較常使用在關節周圍組織肌肉與韌帶附著點。當遇到持續的肌肉收縮，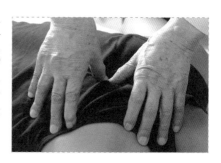
造成肌腱或韌帶受傷、組織纖維化，用此方法很有效。

　　深淺層肌筋膜按揉能促使肌肉的微血管暢通，神經得到刺激，進而緩解僵硬或沾黏的部位，使其恢復正常功能。由反射作用可擴張血管，促使動靜脈中血流及淋巴液加速回流，產生新陳代謝作用，增加抵抗力。在肌腱部位運作時，則對肌力、肌纖維組織等，增強彈力；像因麻痺而造成的肌肉萎縮，可供給營養遏止萎縮；或對皮下脂肪堆積過多而造成的肥胖等，有減脂作用。對於內臟所有平滑肌而言，揉擦腹肌時能增進腸胃蠕動吸收與收縮，預防便秘，促進消化系統功能。

改良式扣打法

傳統的扣打法會將兩手掌相對，用掌側或手指側對肌肉進行敲打，或是將五指併攏、手掌屈成碗狀拍打，如此會產生巨大聲響，讓人誤以為這方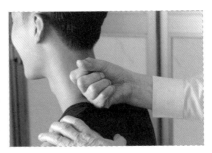法有效。然而在臨床經驗中，最有效率的方式是握拳，利用掌背面掌指關節之關節突對肌肉進行扣打，而針對肌肉廣闊及堅實處則採用拳打，我稱此為「改良式扣打法」。

在大面積部位強力按壓時，偶會有餘痛感，應用改良式扣打法可減緩餘痛感。在操作時，肩關節不必使力，只要運用肘關節讓前臂上下揮動即可，動作時腕關節須保持柔軟而富彈力與節奏。

此法較能滲透深層肌肉，促使肌肉急速放鬆。一般來說，局部適度的扣打，可震盪滲透擴張血管增進循環，同時能提高神經和肌肉的機能，迅速放鬆僵硬的肌肉和促進新陳代謝。

運動法
（針對關節障礙者）

在復健過程中，運動法是不可或缺的重要手法之一。例如肌肉麻痺、萎縮或半身不遂者因為肌肉沒有自行收縮的能力，需要外力輔助活動。其他如預防關節僵直、沾黏和變形，並抑制惡化等，均有其獨特效果。

運動手法通常使用在關節活動角度受限的勞損部位，例如：頸部的左右旋轉，肩關節的內收、外展、外旋、內旋，肘關節之屈、伸，腕關節的旋轉、屈伸、左右側屈傾，髖關節屈伸外展內收，膝關節屈伸、內外旋，以及踝關節的拔伸旋轉等。

進行時，應留意關節正當範圍，注意關節是否有過於僵硬或異常情形，以免產生撕裂傷或其他不良後果。

1. 頸部運動

被術者採坐姿，施術者立於其身側，一手扶住被術者肩膀以穩定上半身，另一手手掌心貼緊前頂，手指握住頭顱，做大幅度的順逆時鐘旋轉各 3 至 5 次即可。常用於頸椎勞損沾黏、落枕、肩頸凝（肩頸痠痛）以及活動障礙等。

注 被術者如果有暈眩狀況，應立即停止。

2. 肩關節運動

　　以右側為例，被術者採坐姿，施術者立於其身後，一手扶住肩關節，另一手握住同側腕關節，將患肢拉水平做旋轉運動，由小圈而大圈旋轉約 30 秒。常用於五十肩、肩頸凝、肩關節痠痛或活動功能障礙者。

3. 肘關節運動

　　被術者採坐姿，施術者立於患側後方，一手托住患肘部的近端予以固定，另一手握患肢腕部，做肘屈伸及順、逆時針方向旋轉。常用於肱骨內外上髁，上肢神經麻痺或痠痛，及肘關節損傷等運動障礙者。

4. 腕關節運動

　　被術者採坐姿，施術者一手握住患肢前臂中段，另一手抓住患肢手掌，作順、逆時針方向旋轉及屈伸運動，常用在腕關節和指關節扭傷、橈側腕伸肌腱周圍勞損。

5. 髖關節及膝關節運動

　　被術者仰臥，自然屈髖屈膝。施術者一手托住其膝部，另一手握在其小腿遠端近踝關節處，以髖為主，作順、逆時針方向的旋轉運動。常用於腰腿疼痛、髖關節勞損及周圍軟組織障礙、髖部受傷肌群、內收肌勞損等。

6. 踝關節運動

　　被術者仰臥，下肢自然伸直。施術者一手托住患肢足跟，另一手握住足趾部，稍用力作拔伸牽引，並在拔伸的同時作環轉運動。常用於踝關節扭傷、活動障礙、踝關節周圍部分損傷和跟腱勞損疼痛等。

　　以上運動法亦適合中風者，於血壓穩定後，即可施術。

伸展法

　　伸展法又稱牽張法，是復健時極為重要的手法，常用於頸、肩、背、腰疾患、四肢關節功能障礙、軟組織沾黏、肌肉攣縮以及小關節亞錯位等，亦可增加肌肉的張力及柔軟度。

　　肌肉牽拉是一種刺激，可促使肌肉纖維增展。進行牽拉拔伸的動作時，需要熟悉關節的韌帶、肌腱、筋膜系統組織，適當控制牽引拔伸的力量和方向，依人體結構穩定而持續地進行。牽拉時有可能會讓被術者產生痠麻感，需注意被術者的肌肉緊張安全度，施行至極限臨界點為止，不可瞬間暴力超過關節運動範圍，以免因伸展過度而造成傷害。

伸展的特性

　　肌肉伸展是一種柔和的運動，目的是降低肌肉緊張與增加柔軟度，亦是離心收縮。將肌肉伸展動作與按摩技巧結合，作被動運動時，可以針對不同的對象，創造出個別獨特的手法與效果。主動伸展運動亦是如此，特別能讓緊繃的肌肉獲得伸展並提高肌張力、柔軟度和關節運動範圍。

　　伸展並不是只有活動關節，而是在微動關節的情形下，盡量擴增肌肉的張力，使緊繃的肌肉與筋膜放鬆，增加身體柔軟度，並幫助軀幹與四肢主控肌群協調，藉此增加關節柔軟與平衡，並改善體能，避免因肌肉持久不平衡導致勞損。肌肉有所謂的肌緊張纖維，與腦部下視丘部位連結著，當這束肌肉受到伸展收縮刺激時，會促使大腦分泌腦內啡，使人心情變好，身心都獲得愉悅的舒適感。

伸展的功能

　　無論是自動與被動伸展，都能達到以下功能：

- 增加血液與淋巴液循環，有助於讓肌肉與柔軟組織獲得適當供氧。
- 鍛鍊肌筋膜系統及增加肌張力與耐受力，降低肌肉緊繃與纖維化，並促進全身肌肉張力的平衡，消除痠痛與疲勞。

- 提高損傷肌肉之修復能力，並預防傷害再次發生。
- 使細胞纖維重新排列組合更新，迅速放鬆緊張肌肉，釋放精神壓力，亦可改善睡眠品質。

伸展注意事項

在做伸展動作時，須配合流暢的呼吸與正確的姿勢和角度，無論是被動伸展或自動伸展，都應考量年齡層、骨質疏鬆狀態與關節退化或移位現象；注意關節運動範圍與肌肉的緊繃度，控制主動肌與協同肌群，漸進式地進行動作，不得勉強操作。尤其是有眼壓過高、高血壓、心臟病、嚴重貧血及姿勢性低血壓等狀況的患者更應謹慎，以免造成不必要的傷害。

伸展法適用部位

1. 頸部伸展

(1) 第一操作，頸部伸展：

a. 被術者採坐姿，施術者立於被術者身側，左腳踩在床上，左手虎口張開頂住其後頸、枕寰關節部，手肘在被術者左腳前側膝關節上方。

b. 右手扶住被術者前額，施力時左手固定不動，右手向後推，至極限為止，自然產生伸展效果。

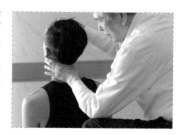

(2) 第二操作，頸部前後伸展：

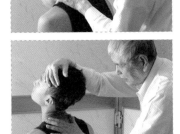

a. 施術者立於被術者後方，左手放在被術者左肩以固定其上半身。

b. 右手壓在被術者後頭部，向被術者的前下方施力至極限為止（伸展頸後肌群）。

c. 左手虎口張開扶在被術者第二、三胸椎處，以固定姿勢，右手扶住被術者前額向後推至極限為止（伸展頸前肌群）。

(3) 第三操作，側頸肌群伸展：

a. 左側為例，被術者採坐姿，施術者立於後方，右腳踩在床上，採略微蹲坐的姿勢。

b. 左手扣住被術者左肩峰，令術者手肘垂下，施術者胸部貼近被術者背部，右手腕關節以掌心壓在被術者的左後頭及耳上方。

c. 施力時右手向右側前方以兩手不同方向同時施壓，極限為止。

d. 換右側同樣手法。

(4) 第四操作，肩關節伸展：

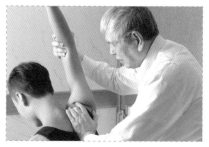

　　a. 右側為例，被術者採
　　　坐姿，施術者立於其
　　　右側後方。

　　b. 左掌心貼住肩胛骨，
　　　四指勾住肩峰處，右手握住被術者肘關節。

　　c. 將受術者上臂靠耳朵方向往上舉，雙手同時對抗施
　　　力至極限為止。

2. 肩、肘關節伸展

　　a. 以左側為例，被術者仰臥，左側手臂與肩呈水平
　　　線，施術者立於其左側，雙手握住被術者腕關節，
　　　一腳掌頂在左側腋下。

　　b. 被術者左手掌心朝上或朝內，施術者雙手同時施
　　　力，牽引受術者左肢至極限為止。

　　c. 變換被術者左側掌心向下以及朝外，以同樣手法牽引。

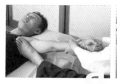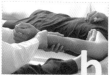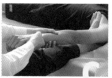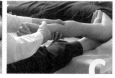

注　牽引時力量由輕而重，施術者牽拉時上身往後退，手
　　腳同時施力，至極限為止。

3. 腕關節伸展

a. 被術者仰臥，左肢與肩平行，施術者一腳底頂在被術者腋下。

b. 雙手握住被術者手掌心，雙拇指腹壓在腕背關節橈尺橫紋處。

c. 雙手四指扣緊患者大小魚際肌處，食指彎曲頂緊在掌面腕橫紋處。

d. 先以輕微程度拔伸，再左右旋轉 3 至 5 圈，若扭傷點在尺側，則腕關節向橈側屈曲（也就是往拇指方向彎），若扭傷點在橈側，則腕關節向尺側屈曲（也就是往小指方向彎）。

f. 用力拔伸，讓腕關節向背面屈曲，再向掌面屈曲，最後再拔伸各手指。

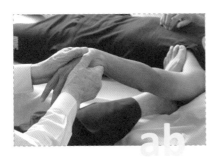
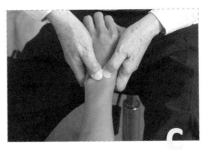
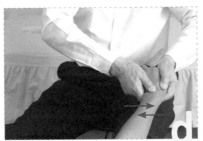

4. 下肢伸展

(1) 第一操作，仰臥伸展：

A. 內收肌群伸展

a. 右側為例，被術者仰臥，右側屈髖屈膝髖外展，腳後跟置於健側膝內緣。

b. 施術者立於患側，一手用掌根壓在患者健側髂前上棘內緣，以穩定體位。

c. 另一手壓在右膝內側下壓，做髖外展動作，緩緩下壓至極限為止。

> 注　此法用於伸展內收肌群，若無法壓至極限，表示內收肌群縮短。

B. 腰方肌、髖關節、臀部深淺肌群及梨狀肌伸展

a. 右側為例，被術者仰臥，左腳下肢伸直。

b. 施術者立右側臀下方，一腳踩住健側踝關節，雙手握右膝踝關節。

c. 用肩頂膝下脛前肌，朝對側肩方向施力，至極限為止。

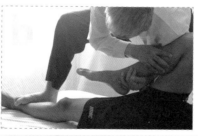 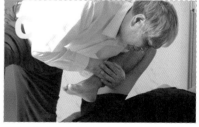

> 注　若施行此法時肩推不動、膝有阻力感，則表示腰方肌、髖關節周圍組織受損，臀部深淺肌群及梨狀肌僵硬。

C. 腳後跟及膕窩上下肌群伸展

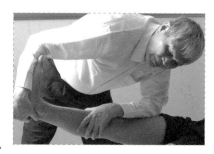

a. 施術者立於小腿外側，兩腳張開成弓箭步，臉朝向床尾。

b. 左手掌心扶住膝關節，肘關節在大腿外側以穩定膝關節；右手掌心握住被術者的腳後跟抬高20度。

c. 利用右手前臂內側，貼緊被術者腳尖偏外側內旋，再利用前臂以上半身的力量，朝被術者的頭部方向施力至極限為止。

> **注** 此法主要伸展腳後跟及膕窩上下肌群。

D. 髂腰肌、股直肌、肌內收肌群

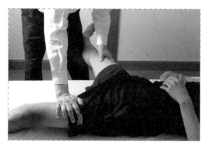

a. 以右側為例，被術者仰臥，雙腳伸直，施術者立於被術者右腳外側，將被術者踝關節往外移至術者左膝上方。

b. 施術者採弓箭步，左手扶住被術者膝上方，右手壓在被術者膝上內側，以穩定姿勢。

c. 施術者左腳向被術者頭部以漸進式位移，至極限為止。

(2) 第二操作，伏臥伸展：

A. 下肢脛前肌、股四頭肌伸展

a. 被術者俯臥，施術者右手壓在被術者膝窩上端，虎口向小腿。

b. 左手壓在被術者的腳尖，向被術者的頭部施壓，至極限為止，重複 3 次（需注意關節及韌帶的彈性）。

B. 大腿前側、小腿後側伸展

a. 被術者俯臥，施術者站在被術者的床尾，臉朝被術者的頭部，雙手同時下壓被術者的左右腳尖部。

b. 向被術者的臀部施壓，至極限為止。

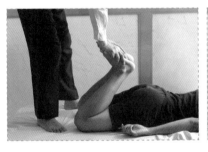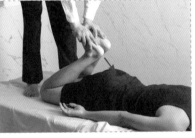

注 此法主要伸展大腿前側股四頭肌、小腿後屈肌群、比目魚肌、腓腸肌、足底屈肌群。

(3) 第三操作，側臥下肢伸展：

A. 髖膝踝關節

a. 右側為例，被術者側臥，右側在上，將貼於床面的左側下肢屈髖屈膝各 90 度。

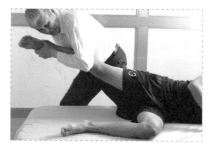

b. 施術者立於被術者下肢後方，臉部朝床尾，一腳跪於床上，利用膝蓋頂住被術者大腿後側近端（坐骨結節下）。

c. 另一腳微屈膝、彎腰、雙手緊握踝關節，將被術者下肢抬高與身體成水平線，利用上背的力量向床尾的方向推出略為旋轉，達到髖膝踝關節伸展，至極限為止。

注 若是膝關節退化者，宜斟酌使力。

B. 股二頭肌、半腱肌、膕肌

a. 右側下肢為例，被術者側臥，右下肢在上，屈髖 90 度伸膝，將貼在床面腿伸直。

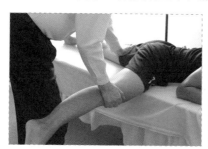 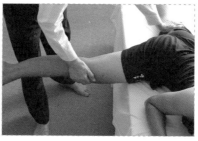

b. 施術者立於被術者下肢健側前方，彎腰、臉部朝被術者的頭部。

c. 一手扶住被術者貼於床上的膝內側上方，以穩定姿勢，另一手扶在被牽引的腳膝上方，將其踝關節跨於施術者前側膝上方。

d. 伸展時利用前腳慢慢向被術者頭部方向移動，至極限為止。

注 此法主要伸展股二頭肌、半腱肌、膕肌。

(4) 第四操作，股直肌和內收肌伸展：

a. 右側為例，被術者側臥，右側在上，左手握床緣，上身稍向前傾，施術者坐於被術者臀後方。

b. 左手將被術者左腳屈膝 160 度，利用腕關節將被術者左膝抬高 30 度，右手肘頂住被術者腰臀部，左手向後拉股直肌極限為止。

c. 放鬆重覆 3 次，再將被術者左膝抬高 50 度，向上向後拉 45 度角伸展內收肌，極限為止。（內收肌縮短則無法外展）

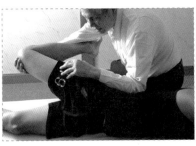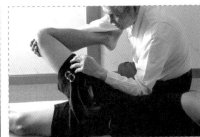

5. 特殊伸展——胸背伸展法

> a. 被術者坐於床上，雙手指交叉貼緊後枕上，施術者立於患者後方床上。
>
> b. 雙腳與肩同寬，雙膝併攏，頂在被術者雙肩胛下角內緣（脊柱兩旁）為支點。
>
> c. 被術者雙手前臂穿過被術者腋下，手掌握住被術者雙手，固定好姿勢。
>
> d. 利用前臂力量向後壓，配合體位稍微蹲下，上半身後傾，至極限為止。

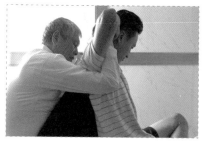 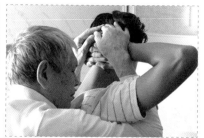

注 此法可矯正上胸椎後突，預防駝背及改善胸部鬱悶。肩關節受傷及五十肩未癒者，不得利用此法。

PART 04

全身指壓

操作手法

俯臥指壓法

被術者採俯臥位，臉部置於指壓床呼吸洞，上臂與肩平，屈肘 90 度，前臂置於床面；施術者立於被術者的左側，雙手垂直，提起腰部，避免過度彎腰。

被術者臉部置於指壓床呼吸洞時，應調整前額在洞裡、下巴在床面上，如此一來脖子部位得以伸展，較能按摩到正確部位。若趴臥過久不舒服，可適時移動一下。

第一操作，脊柱

1. 從第二胸椎開始至第四骶骨分為 10 個定點。
2. 雙掌心重疊，右手在下，左手在右手掌背上，虎口朝向右手腕關節。
3. 雙肘微屈 45 度角，利用掌心施壓，施力是用肩背部下壓的力量。
4. 依序在 10 個點施壓，每點施壓 3 至 5 秒。重複 3 次。

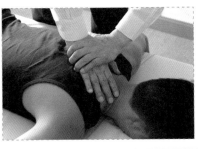 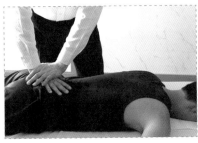

注 適用調整脊椎後突。

第二操作，棘肌

1. 從第二胸椎下至第四腰椎，分為 15 個定點（骶骨分 3 個定點）。

2. 雙拇指緊貼棘突關節兩側（棘肌），依序在 15 個點施壓，利用指尖內側緣下壓向外微撥至第四腰椎。

3. 每點施壓 3 至 5 秒；到骶骨孔時變換直接下壓手法。重複 3 次。

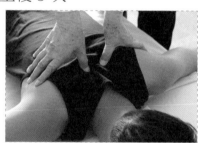 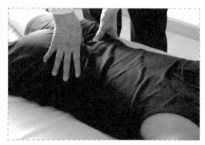

注　可舒緩淺層棘突兩側棘肌的過度疲勞。

第三操作，最長肌

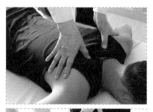

1. 由第二胸椎開始至第四腰椎，分為 15 個定點。

2. 雙拇指分別指壓兩側較淺層最長肌內緣棘突旁開 3 公分左右。

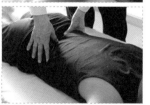

4. 每點按 3 至 5 秒，重複 3 次。

第四操作，最長肌

1. 從肩胛內上緣至髂嵴，分為 14 個定點。

2. 雙拇指分別在淺層兩側髂肋肌內緣棘突旁開 6 公分，直接下壓。

3. 每點 3 至 5 秒，重複 3 次。

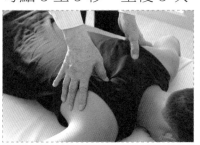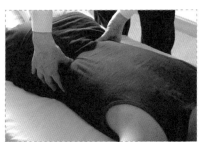

注 背最長肌亦可用肘關節近端尺骨面，以 45 度角斜向滑過肌腹推揉，既省力又有效。

第五操作，肩胛部

1. 右側為例，施術者立於被術者左側，右拇指與左拇指相對，也就是右手四指在被術者腋下，左手四指在被術者肩上。

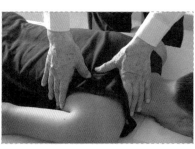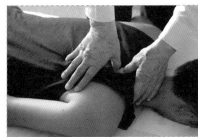

2. 施力時，拇指向肩胛縫推進，由肩胛下角至內上角分
為 5 個定點（大小菱形肌、髂肋肌）。

3. 每點 5 至 7 秒，重複 5 次。

注 同樣姿勢，雙拇指呈外八字型，緊貼棘突旁，四指併攏，
貼緊肩胛骨，拇指下壓外推，由第六胸椎棘突旁至第二
胸椎棘突旁（大菱形肌起點）分為 5 點，每點 3 至 5 秒，
重複 3 至 5 次。按左邊肩胛時，與右側手法相同。適用
於紓解膏肓痛、胸悶、及大菱形肌僵硬。

第六操作，肩胛崗部

1. 肩胛崗部（崗下肌、大圓肌）區
分 7 點。

肩胛骨

2. 術者立於被術者腋下外方，一手
四指緊貼背部，另一手四指拘住
肩峰。

3. 拇指垂直下探大圓肌起點，肩胛
外下角內緣凹縫。

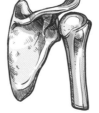

4. 雙拇指呈外八字型，由下而上推
擠，第一個定點在崗下窩外下 2
公分處大圓肌起點；第二個定點
在崗下窩正中心凹陷處；第三點
在肩胛崗小圓肌起點肩頂下緣；

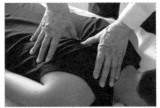

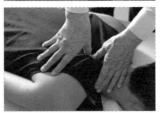

第四點沿崗下外下緣；第五點沿肩胛崗外側緣；第六點在肩胛崗尾下緣；第七點肩胛崗尾直下（垂直束內緣水平線）2 公分凹陷處。

5. 每點 3 至 5 秒，重複 3 至 5 次。

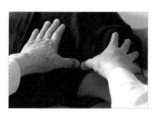 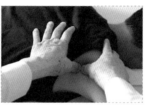 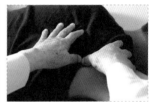

以上手法（第一至六操作）主要放鬆背部豎脊肌（腰背肌筋膜）僵硬，尤其是背闊肌、豎脊肌、斜方肌、大小菱形肌，特別容易勞損。

注

- 大小菱形肌屬螺旋線與背線筋膜交叉點，是胸背重要肌肉。
- 肩胛內側緣區是掌控所有通往手臂功能線樞紐的重要角色，可影響呼吸，有問題的話，頸肩前後會有不適反應。
- 頸、肩肌群僵硬痠痛、拉傷的話，無法外旋。

第七操作，三角肌後束與肱三頭肌長頭

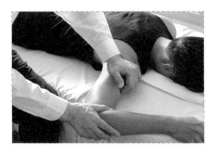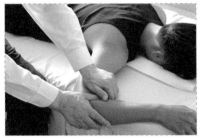

1. 姿勢與第六操作同。

2. 施術者雙拇指呈外八字型，按壓三角肌後束與肱三頭肌長頭交會處，由肩峰下至肘關節（三角肌與肱三頭肌長頭）分6點。

3. 重點在肱三頭肌內側頭，每點3至5秒，重複3至5次。

4. 此操作亦可用尺骨側縱向按揉。

第八操作，肱三頭肌外側頭

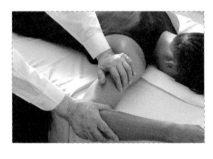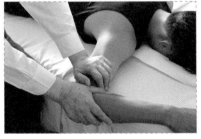

1. 姿勢同上。

2. 施術者雙拇指呈外八字型，由腋窩上肩胛骨外上角下緣至肘突（大圓肌近端與肱三頭肌外側頭肱骨後緣），

分為 6 點，每點 3 至 5 秒，重複 3 至 5 次。

3. 此操作亦可用尺側豆狀骨小魚際肌下壓。

> **注** 以上手法（第七至八操作）適用於舒緩肩關節與上臂背線之深層肌筋膜勞損。

第九操作，最長肌、髂肋肌

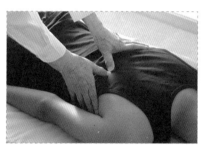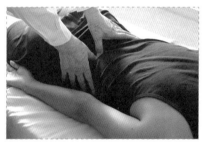

1. 以右側為例，施術者立於被術者腰臀部右側。
2. 雙拇指呈八字型，由肩胛內下角（第六胸椎）最長肌外緣和中段髂肋肌內緣，至髂棘上緣，分為 8 定點，並加強腰背部重點背闊肌板機點。
3. 每點 3 至 5 秒，重複 5 次。

第十操作，髂肋肌、背闊肌外緣

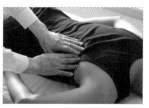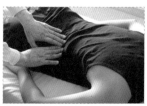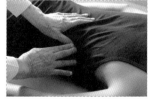

1. 用三指（食、中、環）雙手重疊，由髂肋肌外緣採立
   體 45 度角按揉肩胛骨內下角至第十二肋，分為 7 點。

2. 每點 3 至 5 秒，重複 3 至 5 次。

3. 加強按揉第十肋棘突旁開 10 公分上下背闊肌激痛點，
   可舒緩下背髂肋肌與背闊肌。

4. 換按壓左側，手法與右側相同。

注　以上手法（第九至十操作）主要放鬆下背痛、背闊肌板
機點。

第十一操作，腰部區分三橫線壓法
（淺層胸腰筋膜、背闊肌及豎脊肌、深層腰方肌）

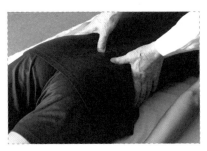 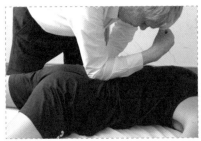

1. 施術者立於被術者的一側，雙拇指分別置於兩側棘突旁。

2. 第一線橫壓，由第二腰椎旁至髂肋肌；第二線是由第
   三腰椎旁至髂肋肌。

3. 二線各分為 3 點，每點 3 至 5 秒以上，各重複 3 次。

4. 第三線是由第四腰椎旁沿髂棘上緣至髂肋肌外緣，施
   術者臉向被術者的足部。分為 4 點深壓，每點 3 至 5
   秒，重複 3 至 5 次。

- 腰方肌、豎脊肌、背闊肌、胸腰筋膜僵硬導致腰痠背痛，第十肋最長肌與髂肋肌上下板機點僵硬痠痛，是極重點。
- 若是長期坐姿不良僵硬、急性扭傷，髂後上棘、髂棘上緣及骶髂關節是重點。
- 以上均屬腰段背線肌筋膜。

第十二操作，深壓骶髂關節凹縫

（淺層臀大肌、深層梨狀肌）

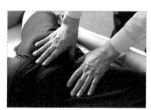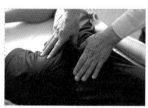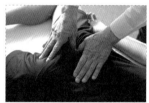

1. 受術者屈髖屈膝，施術者立於同側。
2. 雙拇指呈外八字型，由第一骶骨外緣至第四骶骨分為4點，採深層壓法。
3. 每點3至5秒，重複3次。

第十三操作，臀中肌、臀小肌

1. 分二線，姿勢同上，施術者立於右側腰臀部，腰部彎曲，雙手垂直，拇指重疊。
2. 從髂前上棘後緣、髂骨嵴下緣至大轉子上緣臀中肌及深層梨狀肌，朝骶骨方向推進，分為5至6點。每點5秒以上，重複3次。

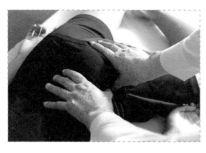
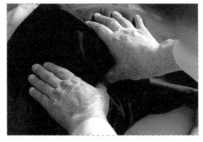

3. 臀小肌由髂骨嵴外側面，沿髂前上棘後緣經股骨大轉子前緣朝骶骨方向推進，分為 4 點，每點 5 秒，重複 3 至 5 次。

延伸手法

- 若被術者較強壯，則施術者採弓箭步，臉向床尾，右手扶住被術者腓骨近端，左手利用鷹嘴突施壓於骶髂關節，由第一骶骨至第四骶骨外緣，分為 4 點，每點 5 秒以上，重複 3 至 5 次。

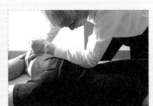

- 沿大轉子周圍（髖關節）利用鷹嘴突施於大轉子前緣至大轉子後緣，分為 4 點深壓向內擠，不得壓到股骨頭，每點 5 至 10 秒，重複 3 至 5 次。

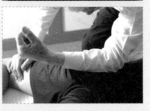

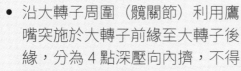

注 放鬆臀部肌群側線筋膜、深層梨狀肌僵硬痠痛無力現象。臀中肌、臀小肌是髖部最有力髖之內旋肌，是下肢總樞紐，亦是髖部最有力外展肌，同時也是下肢行走穩固骨盆最主要的肌肉；重點在大轉子上緣—臀中肌止點，可緩解大轉子上緣痠痛。

下肢後側部指壓法

被術者採同前文俯臥姿。

第一操作，坐骨結節

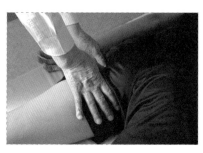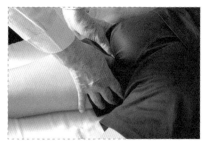

1. 坐骨結節（粗隆）下緣即是股二頭肌、半腱肌、內收大肌起點，分為 3 點。

2. 施術者立於下肢同側，拇指呈八字型，徐徐深壓，每點 3 至 5 秒，重複 3 次。

第二操作，大腿後側部正中線（半腱肌、半膜肌）

1. 由坐骨結節粗隆至膕窩偏內側，分 8 定點。

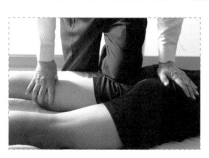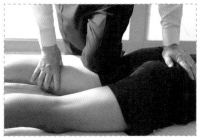

2. 拇指呈八字型施壓，大腿後側肌群上半 4 點重壓，下
半 4 點則輕壓。

3. 每點 3 至 5 秒，重複 3 次。

第三操作，大腿外後側部股二頭肌長短頭

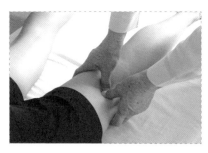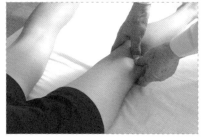

1. 由坐骨結節（粗隆）下外側至膕窩外側腓骨頭，分為
9 點。

2. 拇指呈八字型深壓，針對較為肥胖之被術者可用膝壓
法或肘壓法。每點 3 至 5 秒，重複 3 次。

3. 下 1 ／ 3 為股二頭肌短頭（起點至止點）較脆弱敏感，
亦是容易拉傷的部位，依情況恆量施壓。對於特別痠
痛之情況，可加強此部位。施壓時由起點至止點，分
5 點，每點 3 至 5 秒，重複 3 次。

第四操作，膝窩（膕肌）肌筋膜轉折點

1. 股骨外髁下緣、腓骨頭內緣、比目魚肌起點、脛骨平台下緣凹陷，區分為 5 點，

2. 雙拇指呈八字型施壓膝膕窩正中點，再分別施壓內外側點，接著移下 2 公分至腓腸肌內外側頭。

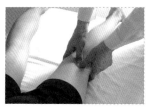 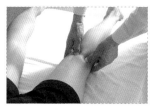 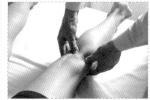

3. 每點 3 至 5 秒，重複 3 次。

注

- 膕肌是彎曲及旋轉小腿、放鬆膝關節的重要肌肉，極為敏感。

- 以上手法（第一至四操作）適用於舒緩股後肌群（後線肌筋膜）僵硬與坐骨神經痠痛，半腱肌下方亦是坐骨神經幹。股二頭肌長短頭容易拉傷，重點在坐骨下緣與膝膕窩膕肌內外側起止點及股二頭肌短頭，股二頭肌長短頭屬螺旋線及功能線的重要肌肉，特別是短頭極易拉傷。

第五操作，小腿後側部肌群（比目魚肌、腓腸肌）

A. 第一線：比目魚肌

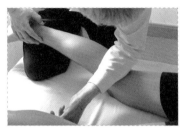 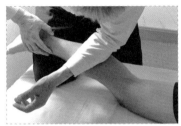

1. 施術者一腳跪坐床上。
2. 將被術者踝關節抬跨於施術者膝上方，一手握足跟以穩定姿勢。
3. 術者略彎腰側傾，用尺骨面縱向推揉比目魚肌起點至跟骨結節，分為 8 點，每點 3 至 5 秒。
4. 重複 4 次，力道近端重、遠端輕。

B. 第二線：腓腸肌外側頭

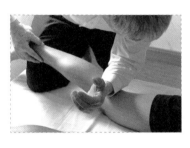 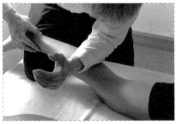

1. 用尺骨面近端，由腓腸肌外側頭至跟腱，順肌腹接力式縱向推揉。
2. 小腿較長者可分二階段按揉。

第六操作，外側腓腸肌、脛腓骨內緣

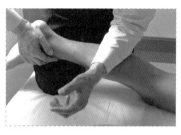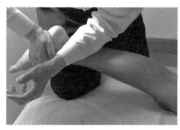

1. 受術者小腿平貼床面，施術者立於床尾。
2. 沿內外側腓腸肌、脛腓骨內緣，用雙拇指分別於二側以 45 度角下壓或以手肘壓，以加重力道。
3. 由足跟部沿脛腓骨後內緣，腓腸肌至近端內側頭，分為 10 點，內外側頭較敏感須輕壓。
4. 每點 3 至 5 秒，重複 3 至 5 次。

第七操作，足後跟

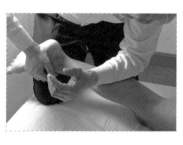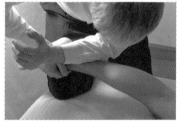

1. 沿足後跟二側，用手指交叉雙手掌根夾壓。
2. 每次 5 至 10 秒，重覆 3 到 5 次。

第八操作，足底部（足底肌、足底蚓狀肌、足底筋膜）

1. 分為三縱線，每線各 5 點，每點 5 秒以上，重複 3 至 5 次。

2. 雙拇指呈八字型先壓足底正中線，然後分為正中線兩側內外縱弓同時施壓。

3. 被術者足背放在施術者的大腿內側，施術者採坐姿，左手扶住足背，右手屈肘用鷹嘴突加壓，被術者足背平貼於床上足底朝上，施術者用膝蓋加壓法。足底須重壓，亦可用手肘加壓，也可用膝蓋壓。

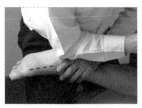
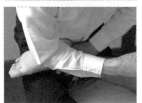
第一線

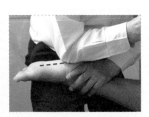
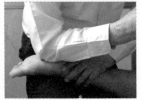
第二線

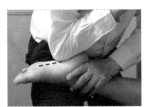
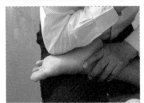
第三線

注 以上手法（第五至八操作）均適用於後線肌筋膜及核內中心線肌筋膜，可紓解小腿腫脹；若內側腓腸肌、脛後肌痙攣則是放鬆足底跟腱僵硬，緩解足底筋膜炎與足底肌群過勞。

第九操作，下肢伸展法

1. 施術者一手壓在被術者膕窩上端，虎口向小腿。
2. 另一手握住被術者的腳背，向被術者的頭部方向施壓，至極限為止，每次 5 至 10 秒，重複 3 次（需注意關節及韌帶的彈性）。
3. 右側按完後，換左側，手法相同。

注 主要是伸展股四頭肌、脛骨前肌。

第十操作，大腿前側、小腿後側伸展

1. 施術者站在被術者的腳部處，臉朝向被術者的頭部，雙手分別壓被術者的左右足尖。
2. 朝被術者的臀部下壓，至極限為止。時間維持 15 秒以上。

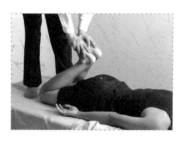

注 主要是伸展股四頭肌、小腿後之屈踝肌群及足底筋膜。

第十一操作，腰部加強手肘壓

1. 右側為例，被術者屈髖屈膝，施術者立於左側腰臀部。
2. 雙掌重疊用掌壓或掌根下壓向外推，由第五腰椎旁至第

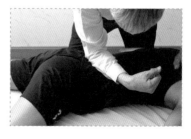

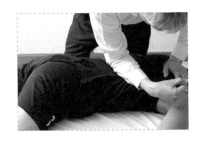

九胸椎旁，亦是最長肌上。
分為 6 點，每點 3 至 5 秒，
重複施壓 5 次。

注 亦可屈肘利用尺骨面近端縱向移動推揉，重點在第十肋
髂肋肌與最長肌肌腹，背闊肌板機點易痠痛，就是所謂
的「下背痛」。

腰痠特殊壓法

延伸手法

1. 右側為例，姿勢同第十一操作，用肘
   突按壓髂後上棘及髂棘上緣。

2. 施術者食中指壓在第四、五棘突上，
   右手用肘突壓在右側棘突旁，由第
   四腰椎至第二骶骨下，分為 4 點深
   壓，重複 3 至 5 次。

3. 髂棘上緣由第五腰椎沿髂棘上緣至腰
   髂肋肌，分為 4 點深壓，重複 3 至 5
   次。

4. 至第 3、4 點時，上半身往左側前傾，
   手肘略為後擠。

5. 以上每點約 5 至 10 秒，重複 3 至 5 次。

6. 右側壓完換左側。

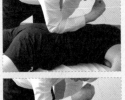
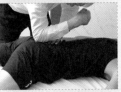
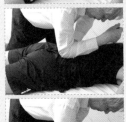
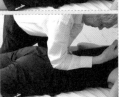

注 舒緩嚴重腰痠及下背痛；此點屬髂後上
棘是緩解腰痛極重要的部位，應注意避
免壓到骨頭。

第十二操作，加強按壓肩胛內側緣
（大菱形肌、斜方肌、最長肌）

1. 左側為例，術者立於被術者腰部外緣，採弓箭步。

2. 左手屈肘掌心握緊肱骨大小結節（讓肩胛骨露出來），
   施力將被術者肩膀略抬離床面，右手屈肘施壓肩胛內
   下角至內上角，分為 5 點，利用體重下壓。

3. 每點 3 至 5 秒，重複 3 至 5 次。

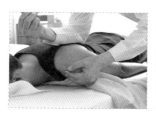 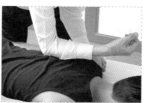 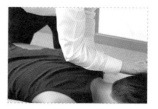

可用按揉法利用體重前後搖動按揉：

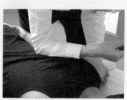

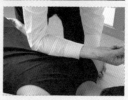

延伸手法

1. 利用近端尺骨面平貼體表，滾動
   方式由肩胛內下角至內上角，分 5
   點，向棘突 45 度角方向。

2. 緊貼肩胛內緣時掌心向下，推向棘
   突手心變為向上。

3. 以翻滾方式帶動按揉，滾動時有感
   覺滑過最長肌及斜方肌，每點 5 至 7
   次以上。（亦可使用在胸髂肋肌上）

注 以上手法（第九至第十二操作）舒緩嚴重肩胛痠痛，按
揉時回到肩胛骨內緣即可移位。

第十三操作，指壓後頭部（枕下肌群）

1. 施術者立於被術者腰部外緣，雙手垂直用拇指分別施
   壓棘突兩側斜方肌起點，每次 5 秒，重複 3 至 5 次。

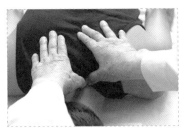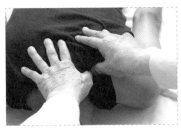

2. 雙拇指再分別移位施壓枕骨粗隆下凹陷處及頭後小直
   肌，每次 7 秒，重複 3 至 5 次。

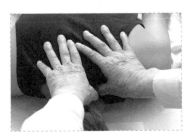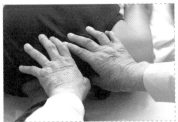

第十四操作，頸後肌群

A. 棘突旁斜方肌、脊肌：

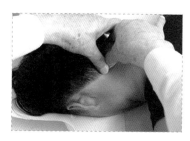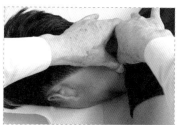

1. 施術者立於被術者頸肩外側，雙拇指重疊，另食中指重疊貼緊對側。
2. 由枕骨下一、二棘突旁至第七頸椎棘突旁，分為 4 至 5 點。
3. 雙拇指下壓，用腕關節帶動按揉之。每點 3 至 5 秒，重複 3 至 5 次。

B. 棘突與橫突之間（最長肌、頭夾肌、頭最長肌）：

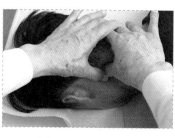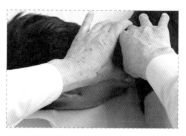

1. 由枕骨至頸肩彎處下壓，用腕關節帶動按揉。
2. 分為 4 至 5 點，每點 3 至 5 秒，重複 3 至 5 次。

第十五操作，按壓肩部肌群
（斜方肌、提肩胛肌、小菱形肌）

1. 術者立於被術者頭上方，雙手垂直雙拇指呈內八字型或重疊，四指貼緊背部肩胛與棘突上方直接下壓，由肩膀分三橫線。

    A. **第一線：**第七頸椎與第一胸椎旁至崗上窩些外側，第一點第一胸椎與第一頸椎旁，第二點肩胛內上角內緣，第三點肩胛內上角外緣崗頂，第四點肩胛崗上窩崗上肌。

    B. **第二線：**第一點肩膀最高點頸肩彎處，第二點肩胛骨內上角內緣上方，第三點崗上窩。

    C. **第三線：**肩前線（斜角肌），第一點鎖骨上方，第二點鎖骨遠端中段。

2. 以上每點 3 至 5 秒，重複 3 至 5 次。

> **注** 以上手法（第十三至十五操作）為舒緩頸肩僵硬、身後線肌筋膜、螺旋線肌筋膜、上肢後線深層肌筋膜勞損，重點在於枕下肌群、第七頸椎脊突與第一胸椎脊突外緣 1 公分及肩胛內上角崗上窩；緩解肌群有小菱形肌、提肩胛肌、頭夾肌、頸最長肌及斜方肌。

下肢後側部指壓法

側臥指壓法

開始時必須由左側著手，被術者姿勢須朝右側躺，並將下方的右下肢伸直。又為了保持上身的穩定，左腳須屈髖屈膝，膝內側置於床面。上半身與床面形成垂直 70 度而稍向前傾，頭部稍後仰以穩定姿勢，須使用較硬的枕頭，以避免身體部位受力浮動不穩。

第一操作，前頸部，胸鎖乳突肌

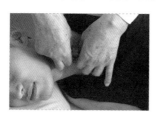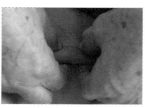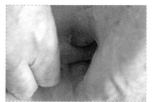

1. 施術者立於被術者背後方，利用食、中指稍微伸入胸鎖乳突肌並往外撥。
2. 以拇指食指將胸鎖乳突肌夾緊拉高，雙手交替按揉，由胸鎖關節至乳突，重複 3 至 5 次。

注
- 力道要輕揉，避免壓到頸動脈。由於胸鎖乳突肌較為敏感，應以被術者可接受之程度按揉，不可過猛。
- 若被術者脖子較短，則施術者雙手拇指可重疊或併攏。

第二操作，前頸部，胸鎖乳突肌後緣、前斜角肌

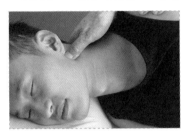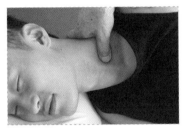

1. 施術者立於被術者上背後方，左手扶在被術者的左上
   臂近端。

2. 右拇指貼在前頸部乳突下方為第一點，其餘四指在被
   術者的後頸部下段。

3. 順胸鎖乳突肌後緣往下壓至鎖骨上方，分為 6 點，施
   力方向朝被術者右前頸部。

4. 每點 3 至 5 秒，重複 3 次。

5. 加強按壓斜角肌群，由第 3 至第 6 頸椎橫突前結節，
   分為 3 點按壓。

注
- 頸椎橫突前結節非常尖銳，不得重壓。
- 以上手法（第一至二操作）可舒緩前線筋膜胸鎖乳突肌
  與斜角肌僵硬，重點在於前斜角肌（臂叢神經），此法
  亦可運用四指壓施作。

第三操作，側頸部，頸椎橫突後結節
（頭夾肌、提肩胛肌、後斜角肌）

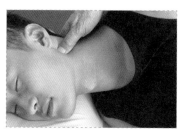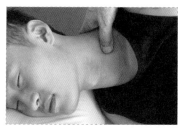

1. 施術者右拇指緊貼於被術者側頸部。
2. 以乳突後枕骨下緣為第一點，至第六橫突後分為 5 點，朝右側前頸部方向下壓。
3. 每點 3 至 5 秒，重複 3 次。

第四操作，側頸部

A. 左側後頸（頸最長肌、頭夾肌、提肩胛肌、頭最長肌）：

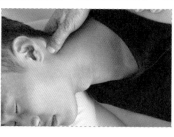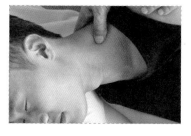

1. 施術者右拇指緊貼被術者左側頸後。
2. 由枕骨下緣至第七頸椎橫突後分為 5 點，施力方向朝被術者的右前頸斜對角方向。
3. 每點 3 至 5 秒，重複 3 至 5 次。

B. 棘突二側斜方肌：

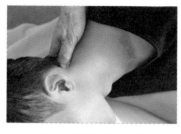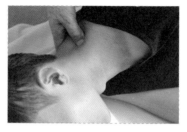

1. 由第一棘突旁至第七頸椎分5點，向對側眼尾方向按壓。
2. 每點 3 至 5 秒，重複 3 至 5 次。

第五操作，枕下肌群
（頭後大直肌、頭後小直肌、頭上斜肌、頭下斜肌）

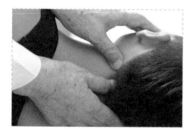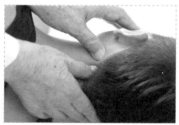

1. 姿勢與上同，右拇指按斜方肌起點，食、中、環三指置於右後頸肩部。
2. 左拇指按乳突和棘突之 1 ／ 2 凹陷處，食、中指置於顴骨弓下緣同時按壓。
3. 移位時，左拇指按乳突後下緣，右拇指再按左拇指之原位，同時按壓。
4. 下壓時略上擠，角度往右眉間方向，每次 5 至 10 秒，

按壓顳肌：

1. 姿勢如前，利用雙手食、中、環
   三指微屈併攏，施壓顳肌至星凶
   （顳骨、枕骨和頂骨交會處）。

2. 每次 5 至 10 秒，重複 3 次。

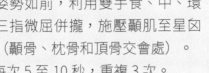

顳肌

- 以上手法（第三至五操作）可緩解頸肩部肌群，其重點在枕
  下四小肌屬背線肌筋膜、側線肌筋膜及上肢後線肌筋膜，相
  關肌群有豎棘肌、斜方肌、頭夾肌、提肩胛肌。

- 枕下四小肌較敏感神經支配豐富，深壓時有痠脹感，按壓時
  以患者能忍受為宜。

第六操作，肩部（斜方肌、提肩胛肌、小菱形肌、頸髂肋肌、肩胛舌骨肌、崗上肌）

1. 被術者姿勢不變，施術者移位於被術者頭頸後方。

2. 彎腰，左手扶在被術者左臂上段，右手屈肘呈 90 度，
   四指貼於肩胛部。

3. 肩部分為三線：

   A. 第一線：為肩前兩點，也就是臂叢神經斜角肌鎖
   骨近端為第一點，中段上方為第二點。

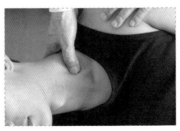
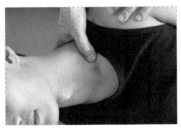

B. **第二線：**向後移 2 公分肩上、側頸、頸肩彎曲處（C7
橫突後）至崗上窩分為 3 點。

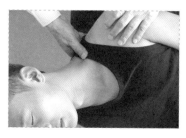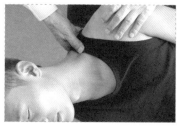

C. **第三線：**由第七頸椎與第一胸椎棘突旁為第一點，
第二點於肩胛骨內上緣，第三點於崗上窩、第四
點於崗上窩外 3 公分，利用上臂力量拇指施壓。

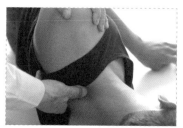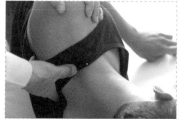

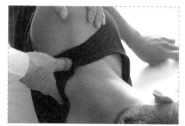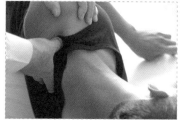

4. 每點 3 至 5 秒，重複 5 次。

第七操作，挾壓肩部

1. 施術者立於被術者後方，以雙手食中拇三指重疊挾壓。

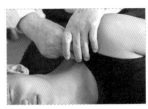

2. 左手拇指在右拇指上，左手食指與中指在右手的食指上重疊。

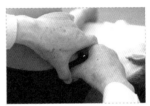

3. 由肩胛骨內上緣處至第七頸椎橫突處，分為 3 點，每點 3 至 5 秒，重複5 次。

注　頸部肌群有數條肌筋膜（身後線、身側線、螺旋線、上肢後線），相互交叉活動密集易僵硬勞損，枕下四小肌是緩解頭痛的重點；崗上肌與肩胛內上角是小菱形肌的起止點，必要時，需延長時間施術。

第八操作，鎖骨下肌、胸大小肌

1. 被術者姿勢不變，術者立於上背後方。
2. 利用食中指按揉，分 3 點，沿鎖骨下緣近端至鎖骨遠端喙突下，再按揉胸小肌，按揉時間約 10 至 20 秒。

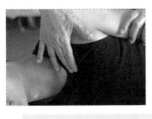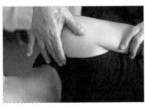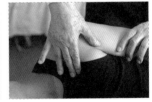

注　此手法為紓解胸大小肌僵硬，重點在胸小肌。

第九操作，胸髂肋肌彈撥

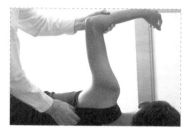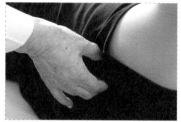

1. 施術者立於背後，右手食中環三指置於被術者第五、六、七胸椎棘突外緣。

2. 拇指在肩胛骨內下角，左手握住被術者前臂抬高約 20 度，髂肋肌自然浮現。

3. 利用右拇指伸進肩胛骨縫抓緊髂肋肌彈撥。

4. 由肩胛內下角而上至肩胛內緣 1/2，分為 3 至 4 點，左手須往頭方向上抬約 20 度至 30 度以上。

5. 配合每一點抓緊彈撥，每段彈撥三次。

注 此法可緩解胸間髂肋肌僵硬，不適用於過度肥胖者。

第十操作，三角肌前後束夾壓

1. 被術者姿勢不變，被術者前臂置於臀部。
2. 術者雙手拇指與食中指併攏夾壓三角肌前後束，由遠端往近端分為 2 點夾壓並揉之。

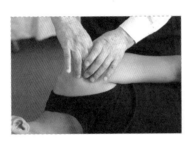 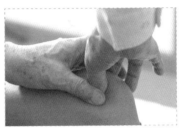

第十一操作，肱三頭肌長頭至鷹嘴突

1. 被術者姿勢不變、肘微屈，施術者左手握住被術者前臂，略微抬高。
2. 四指併攏貼緊肱二頭肌，用拇指按揉肱三頭肌。

   A. 第一線： 由長頭至鷹嘴突，分 7 點按揉，每點按揉 3 至 5 秒。

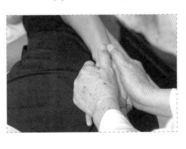 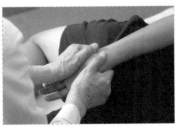

B. 第二線： 由肱三頭肌外側頭橈神經上，經內側頭下橈神經溝至鷹嘴突，分 7 點按揉，每點 3 至 5 秒。

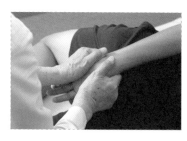
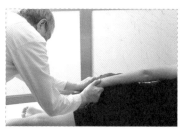

3. 以上手法重複 3 至 5 次，尤其短頭較敏感易痠痛，須加強按揉，但忌過重。

第十二操作，橈側腕長短伸肌與旋後肌

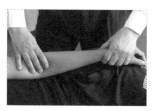
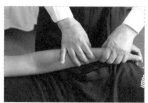
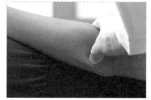

1. 被術者姿勢不變，施術者立於其臀部後方。
2. 右手握住被術者腕關節略微抬高，左手握緊前臂橈骨近端外緣。
3. 右手轉動時左手拇指壓緊，由肘關節前臂近端至橈骨 1/3 處，分為 4 點至 5 點。

4. 每點 3 至 5 秒，配合右手邊轉邊移 3 至 5 次。

橈側伸腕肌

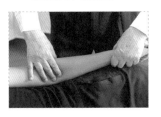

旋後肌

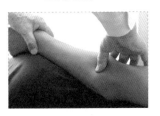

第十三操作，腕橫紋及掌背掌骨間背側肌與蚓狀肌

1. 施術者以同樣姿勢，雙拇指置掌
   背間腕橫紋，四指扣住大小魚
   際，拇指左右移動按揉腕橫紋。
2. 用右手握住被術者左手尺側，用
   左手拇指側施壓。
3. 由第二掌骨縫骨間背側肌橈側近
   端至遠端，分為 3 點，再以同樣
   手法朝食、中指掌骨縫分為 3 點。
4. 利用左拇指施壓，每點 3 至 5 秒。
5. 被術者交換手改以左手掌握被術
   者的左側大魚際肌。

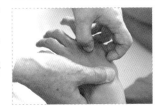

6. 將中指和無名指的掌骨縫分為 3 點，無名指和小指的
   掌骨縫之間分為 3 點，每點 3 至 5 秒。
7. 以上皆重複 2 次。
8. 以右拇指側實施同樣的操作。

第十四操作，手指

1. 施術者左手握住被術者腕關節，利用右手將被術者拇指分成 2 節。

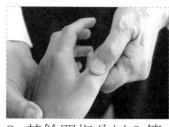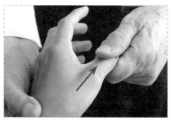

2. 其餘四指分以 3 節，用夾壓橫向揉動至末節骨，食指拇指鎖緊末節骨向下瞬間鈍拉鬆動指關節。

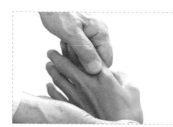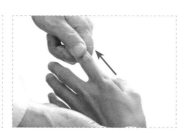

注　注意指關節不得按揉。

第十五操作，拇指與食指掌骨近基底部相交處
（屈拇短肌、拇指對掌肌、內收拇指肌、骨間背側肌、蚓狀肌、拇短伸肌）

1. 施術者左手握住被術者腕關節。

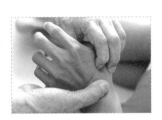

2. 右拇指腹頂住掌骨關節近端的掌面，利用食指由掌骨近端向下拗壓，維持3至5秒，重複3至5次。

此點神經敏感度高且有動脈，不宜過度猛力。

注 上肢前臂深淺筋膜伸肌群（旋後肌），重點在於橈骨頭近端二分之一處、旋後肌起止點與外上髁伸肌總腱及掌背掌骨縫（蚓狀肌）。

第十六操作，手掌及腕關節大小魚際肌伸展

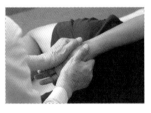 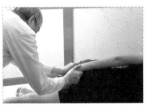 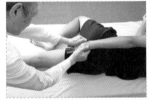

1. 施術者雙手拇指置於腕橫紋，雙手四指扣緊掌背面。
2. 利用雙手大魚際肌握緊下壓被術者掌面大小魚際肌。
3. 施術者立於下肢後側，牽引伸展時，腳後退彎腰90度，引拉被術者腕關節置於臀下方拉緊，形成腕背屈掌心朝上，利用大魚際肌拉緊，往下外撥約10秒左右。

第十七操作，腕關節伸展

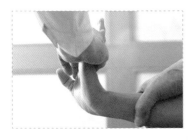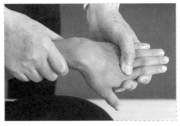

1. 施術者右手握住被術者腕關節，將被術者的肘關節微屈。
2. 左手握住被術者四指，拇指橫跨在掌骨與指骨關節上。
3. 用四指壓向被術者的上臂方向，也就是改為被術者的手心向上，伸展腕屈肌群，至極限為止。
4. 再由拇指施壓於被術者的掌背，改為被術者的手心向下，伸展伸肌群，亦是至極限為止。

第十八操作，肩前伸展

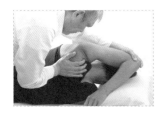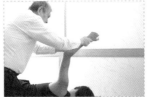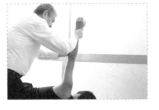

1. 做完第十七操作，施術者立於被術者腰後方，右手握被術者腕關節，將腕關節移至被術者頭後方。
2. 左手握住肱骨遠端肘突上，右手移下，掌面壓緊肩胛骨與棘突間。

3. 施術者上身側傾降低，右手向前推，左手向後推極限
   為止，約 10 秒左右。

4. 伸展後，右手握緊被術者腕關節拉直 90 度，左手食、
   中指與拇指輕握於前臂近端，掌心不得壓到肘突。

5. 再放鬆 30 度，向上 90 度瞬間鈍拉；伸展胸大小肌、
   喙肱肌、肱二頭肌、大圓肌、背闊肌、前鋸肌、放鬆
   肩關節肌群及鬆動肩關節。

注 以上手法（第十二至十八操作）伸展上肢前線深淺肌筋
膜、掌面與前臂屈肌群及肩前肌群，90 度鈍拉鬆動指關
節、肘關節及肩關節；相關肌群有肱二頭肌、胸大小肌、
大圓肌、背闊肌及喙肱肌。

下肢外側部指壓法

被術者同前文俯臥姿。

第一操作，臀小肌、臀中肌

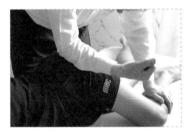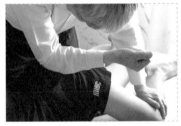

1. 被術者姿勢不變，屈髖屈膝，施術者立於被術者臀後
   方，雙手垂直，雙拇指呈外八字型。
   A.第一線：由髂骨嵴後緣側面沿髂前上棘後緣至大
   轉子前上緣（臀小肌）。
   B.第二線：由髂骨嵴下緣側面至大轉子上緣（臀中肌）。
2. 各肌分為 5 點，用 45 度角推擠施壓，壓緊時向前緩
   慢推之。
3. 此法亦可用四指重疊按揉或以手肘壓，每點 5 秒，重
   複 3 次。

第二操作，臀部中線（臀中肌後緣、深層梨狀肌）

1. 與第一操作姿勢手法相同，但須深壓。
2. 由髂嵴下緣外側面至大轉子後緣，分為 7 點，每點 5 秒，重複 5 次。

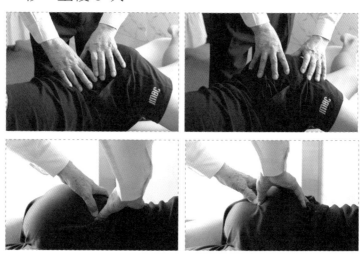

第三操作，臀後部骶髂關節凹縫（臀大肌、梨狀肌）

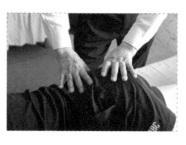
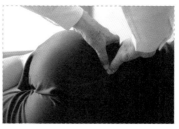

1. 被術者姿勢不變，施術者立於其臀部後方。
2. 雙拇指呈外八字型，由第一骶骨外緣（骶髂關節）凹處至尾椎外緣分為 5 點，以 45 度角下壓外推，每點 5 秒，重複 3 次。

第四操作，大轉子上緣
（淺層臀大肌、深層梨狀肌、臀中肌、臀小肌）

1. 被術者姿勢相同，施術者雙拇指尖連接成一直線下壓。

2. 順大轉子後緣至大轉子上緣分為 4 點，沿大轉子深壓。

3. 每點 5 至 7 秒，重複 3 次。

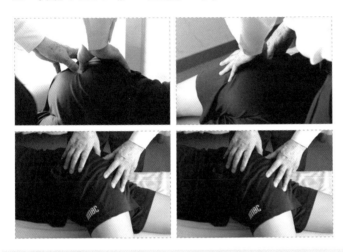

延伸手法

- 施術者，左手扶住腓骨近端，以穩定姿勢，加強手法利用右手肘鷹嘴突，由大轉子後緣至前緣深壓，分為 4 點，每點 5 至 7 秒，重複 3 至 5 次（此法適用於肌肉厚實者）。

- 也可用於順臀中肌、臀小肌之肌腹，分 4 點縱線施壓，凡臀部肌群皆可用此法按揉。

注

以上手法（第一至第四操作）可放鬆臀部深與淺肌群，屬身側線肌筋膜，重點在於臀中小肌、大轉子、骶髂關節與淺層臀大肌、深層梨狀肌；極重點在骶髂關節凹縫與大轉子周圍，尤其是大轉子上緣臀中肌止點，可緩解髖關節無力而痠痛及臀中肌僵硬。

第五操作，大腿內側部（股內收肌群）

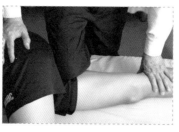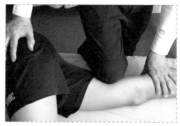

1. 被術者姿勢不變，施術者立於膝臀後方，一手壓臀部，另一手壓小腿近端。
2. 用膝蓋施壓被術者大腿內側，從臀後至膝關節分為 6 點，近端重遠端輕，施力時以被術者能承受為宜。
3. 每點 5 秒以上，重複 3 至 5 次。

注　此法也可用掌壓或肘壓，可紓解內收肌僵硬。

第六操作，小腿脛骨內緣（脛骨後肌、腓腸肌內側頭）

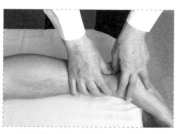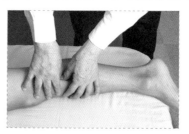

1. 被術者屈膝 30 度，施術者立於被術者小腿後方。
2. 拇指與拇指相對，輕輕施壓脛骨後肌。
3. 由跟骨上緣至脛骨後緣近端，分為 9 點，每點 3 至 5 秒，重複 3 至 5 次。

注　以上手法（第五至第六操作）屬核內中心線，可放鬆內收肌僵硬，如脛骨後肌及腓腸肌內側頭，避免痙攣。

第七操作，大腿外側部（闊筋膜張肌、股四頭肌外側頭）

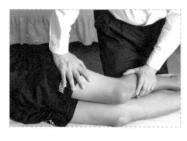 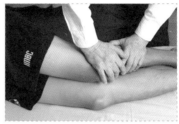

1. 以左腳為例，被術者側臥，右腳微曲，施術者右腳跪於床上，置於被術者膝後方。
2. 施術者以左手握住被術者之膝關節以穩定姿勢，施術者右手垂直。
3. 由髂前下棘後緣平行的大腿外側肌群至膝蓋上緣外側部，分為8點，四指朝膝蓋用掌根施壓，每點3至5秒，重複3次。

第八操作，股二頭肌

1. 姿勢如第七操作。
2. 由坐骨結節（粗隆）至膝關節處分為8點。
3. 手法同第七操作。

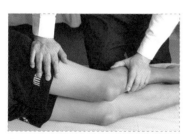 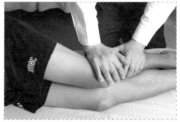

第九操作，小腿外側部（腓骨長短肌）

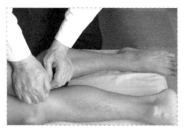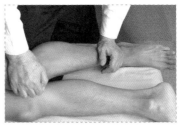

1. 施術者與第七操作同樣姿勢。
2. 右手扶住被術者的膝蓋上方，左手用掌根，由腓骨頭前下緣至腳踝上，分為 7 點。
3. 每點 5 至 10 秒，重複 3 次。

第十操作，集中壓法（脛骨前肌）

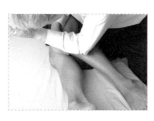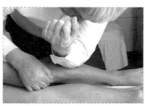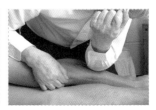

1. 與第七操作同姿勢，被術者左膝內側跨在施術者的右膝內側上方。
2. 施術者右手前臂輕跨於被術者的大腿外側部，手掌扶住被術者的膝上方。
3. 拇指則壓在脛腓骨頭處，左手屈肘，利用鷹嘴突壓脛骨前肌近端 1 ／ 2 施以深壓法，區分 5 點，手法由淺而深、由輕而重。

4. 每次 5 至 10 秒，重複 3 次，壓後再握拳用掌指關節
   突敲打脛骨前肌，敲打時施術者須些微側傾，每點 3
   至 5 次。

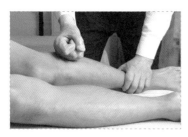 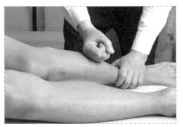

> **注** 以上手法（第七至第十操作）屬身側線、螺旋線、功能
> 線肌筋膜，可放鬆股二頭肌、股四頭肌外側頭、腓骨長
> 肌、脛骨前肌，緩解坐骨神經痠麻感，重點在腓骨頭腓
> 骨長肌起止點，以及脛骨、腓骨之間近端 1/2 處。

第十一操作，足背外側

1. 被術者左腿屈膝，大腿併攏，
   施術者立於被術者足後方，左
   手輕扶腳背，以固定足部，
   A. 第一點： 右手食指跨在中
   指背，用中指腹施壓足跟上
   緣與腓骨遠端後緣之間。
   B. 第二點： 雙拇指同方向施壓
   跟骨外踝下緣。

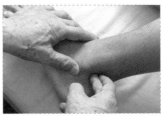
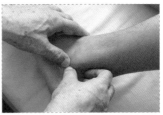

C. **第三點**：外踝下跟骨外側面下 3 公分。

D. **第四點**：骰骨外側下緣（腓骨長短肌腱）。

E. **第五點**：蹠骨外側下緣（小趾外展肌）由近端跟骨粗隆的外突至蹠骨。

2. 每點施壓 3 至 5 秒，重複 3 次。

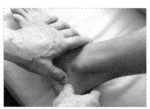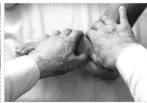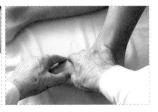

注

• （第三腓骨肌）凹縫處，區分 5 點，位置轉移至第四與第五蹠骨縫凹陷處按揉之，重複 3 至 5 次。

• 以上緩解跟腱勞損及放鬆小趾外展肌，重點在跟骨上緣、外踝後緣、外踝下方、腓長肌肌腱。

仰臥指壓法

1・頭部

施術者坐於床頭，臉朝側方或戴上口罩，避免呼吸接觸被術者臉上。被術者的頭需用較薄的枕巾或浴帽包紮。

第一操作，正中線枕額肌

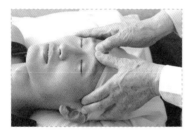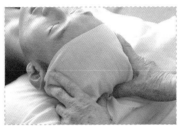

1. 施術者坐於被術者頭上方。
2. 雙拇指呈八字型、四指分開，食中指在耳前、無名指與小指在耳後挾住。拇指移動，四指不動。
3. 後囟即枕骨和兩塊頂骨相接人字縫，沿矢狀縫經前囟（兩頂骨與額骨相交縫處）至眉中，分為 7 點，時間 3 至 5 秒，重複 3 次。

第二操作，正中線旁開 4 公分（帽狀腱膜）

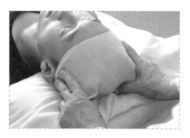 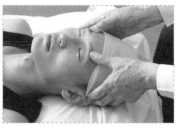

1. 施術者姿勢與第一操作相同，雙拇指分為兩側。
2. 由矢狀縫旁開 4 公分，枕骨起點至眉毛中段，分為 7 點，時間 3 至 5 秒，重複 3 次。

第三操作，正中線旁開 8 公分（帽狀腱膜）

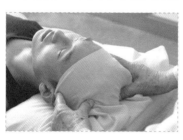 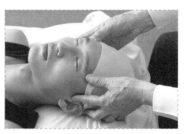

1. 施術者姿勢不變，雙拇指分別施壓矢狀縫旁開 8 公分。
2. 由枕骨至眉尾四指併攏挾緊耳後，拇指移動四指不變，分為 7 點，時間 3 至 5 秒，重複 3 次。

第四操作，拘壓枕下肌群 （枕骨下凹縫中）

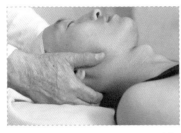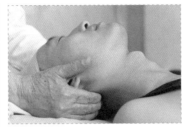

1. 施術者姿勢不變，雙掌分別緊貼在被術者耳上。
2. 拇指側大魚際肌挾緊耳前顳肌上方，拘壓枕下肌群時往下巴方向勾起，將被術者頭略後仰、下巴上提，朝耳前上方。
3. 時間 3 至 5 秒，重複 5 次。

第五操作，側頭部 （顳肌）

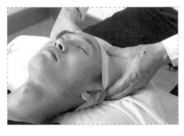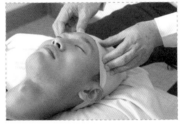

1. 施術者同樣姿勢，雙手食、中、環三指腹呈三角形，同時對擠施壓雙側顳骨外緣。
2. 由乳突後上方至顳窩，分為 4 點，時間 3 至 5 秒，重複 3 次。

第六操作，耳後根部

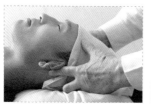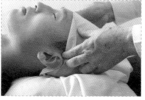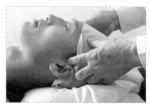

1. 施術者同樣姿勢用雙食指，沿耳廓後緣由乳突上方至耳前顳窩，分為4點（耳廓2點、耳尖1點、耳前凹縫點）。
2. 利用食指施壓，時間3至5秒，重複3次。

第七操作，眼尾兩凹處（眼輪匝肌）

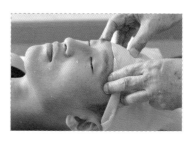

1. 施術者姿勢不變，雙手食指壓兩側眉尾，中指壓兩側眼尾，無名指壓在兩側翼點蝶骨、頂骨、額骨、顳骨、顴骨，五塊骨交會處。
2.3點同時施壓5秒以上，（集中壓法）重複3至5次。

注 顳窩區骨厚度最薄弱，相對神經反射亦相對敏感。

第八操作，顳肌

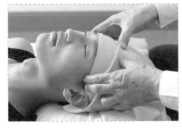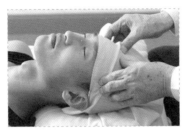

1. 施術者同樣姿勢。
2. 沿顳窩由耳前顴骨弓上緣至翼點，分為 4 點，每點距離約 1 公分。
3. 雙手同時兩側對擠，每點 5 秒以上，重複 3 次。

第九操作，上眼眶部（眉稜骨）眼輪匝肌

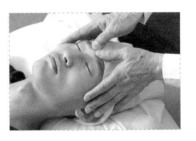

1. 施術者同樣姿勢，利用雙手食中指施壓眉稜骨，由眉頭至眉尾凹陷處分為 6 點。
2. 每點 3 至 5 秒，重複 5 次。（施力時略為著力或用滑壓法）。

第十操作，上額部（額肌）

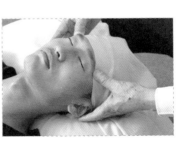

1. 施術者姿勢不變，雙拇指由被術者雙眉頭上正中線橫至側頭（顳窩）。
2. 從眉頭至上額髮際分為平行三線，每線分為 6 點，每點 3 至 5 秒，重複 3 次。

第十一操作，前頂部帽狀腱膜（僧帽肌）

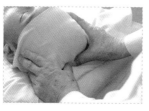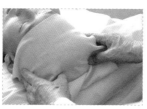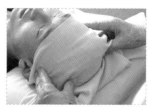

1. 與第十操作相同，由矢狀縫前髮際至後囟分為平行四線，經頂骨至顳骨為止。
2. 每線分為 6 點，每點 3 至 5 秒，重複 3 次。

第十二操作，顳窩增溫夾壓

施術者同樣姿勢，用雙大魚際肌群夾壓兩側顳窩 20 秒左右，慢慢放鬆，產生增溫效果，使患部達到舒適感。

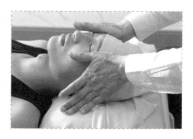

注
- 以上手法（第一至第十二操作）屬身後線筋膜，重點在枕額肌前後囟、顳肌、星囟及顳窩。
- 頭部按摩可紓解肌緊張頭痛，如壓力性偏頭痛，失眠與頭重、頭暈、頭頸僵硬等，緩解後有提神醒腦、頭清目明之舒適感。

2・上肢

第一操作，上肢（刺激上肢臂叢神經傳導感應手法）

1. 以左手為例，被術者上臂呈 40 度角，前臂屈肘，施術者立於被術者的腰部之處。

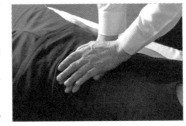

2. 施術者左手食中指壓在被術者鎖骨下方末端與喙突下（胸大肌、胸小肌），右手利用食指拇指挾壓（背側骨間肌、拇內收肌）。

3. 雙手同時集中壓法，時間 5 至 10 秒，重複 3 次。

4. 施術者右手不動，左手食中指再移下一肋間處深壓，手法與上同。

5. 施術者左手拇指再移至腋窩前（喙肱肌近端下緣），四指拘在肩峰處三角肌上。

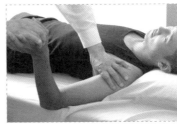

6. 施術者左手拇指再移腋窩下 3 公分，手法與上同。左右手需配合同步施壓或放鬆，每次 5 秒以上，重複 3 次。

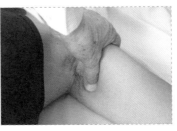

第二操作，上臂（三角肌、肱二頭肌長頭、肱橈肌）

1. 被術者肘關節微屈，手臂平放，手心貼床，施術者立於被術者前臂外側，左手扶在被術者前臂，以右拇指施壓。

2. 由肱二頭肌長頭大小結節間溝，沿肱二頭肌的肌腹外緣至肘關節（橈骨頭）肱骨外上髁內緣，肱橈肌起點，分為8點，每點3至5秒，重複3次。

3. 同樣手法，由肱二頭肌短頭順肌腹至肘關節（橈骨頭肌腱）分為7點，每點3至5秒，重複3次。

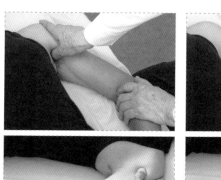
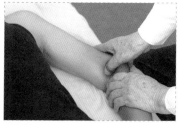
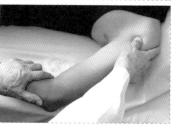
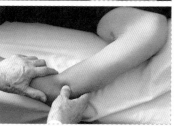

注 以上手法（第一及第二操作）可放鬆上肢前線深筋膜，前胸喙突下，肱二頭肌、喙肱肌僵硬、大小結節間溝、肱二頭肌長頭肌腱因退化易勞損，可多利用此手法按摩緩解。

第三操作，前臂腕長短伸肌群、旋後肌

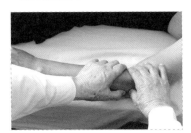

1. 姿勢相同，施術者雙拇指尖對立呈直線，四指緊貼於被術者手臂內側，利用雙拇指施壓橈尺骨間。

2. 由肘關節至腕關節，分為 6 點，每點 3 至 5 秒，重複 3 至 5 次。

第四操作，前臂外側、橈側、尺側腕伸肌

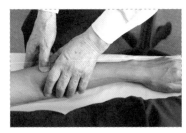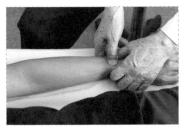

1. 姿勢相同，施術者雙拇指跨越交叉，右拇指壓在橈骨外緣橈側腕伸肌上，左拇指壓在尺側尺骨內緣伸腕肌上，同時施壓。

2. 由肘關節至腕關節分 7 點，每點 3 至 5 秒，重複 3 次。

注 以上手法（第三及第四操作）屬上肢後線深淺筋膜，重點在橈尺骨之間腕伸肌、旋後肌肌腹。

第五操作，腕關節掌背側（腕橫紋）

1. 施術者姿勢不變稍退後，雙拇指同時施壓橈尺側腕伸肌腱，重複 2 次。

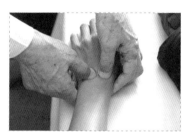

第六操作，前臂（肱橈肌、旋前圓肌、旋後肌）

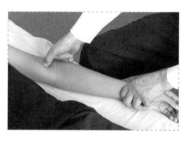 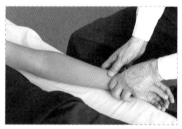

1. 被術者前臂手心向內，尺側跨於床面，施術者左手握住被術者橈側拇指上端（大魚際肌）。
2. 右拇指沿肱橈肌起點，經橈骨頭沿橈骨側面至橈骨莖突上方，分為 10 點，每點 3 至 5 秒，重複 3 至 5 次。

> 注
> 以上手法（第五及第六操作）屬上肢前後線肌筋膜深淺重疊交會處，重點在於腕長短伸肌（後線肌筋膜）及橈骨側橈骨近端 1/3 處，還有 4 旋後肌、肱橈肌、旋前圓肌附著點。

第七操作，喙突及第二肋之間、肩前
（胸大肌、胸小肌、喙肱肌）

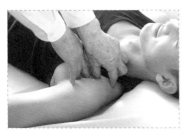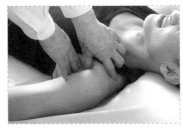

1. 被術者手外展約 45 度，施術者在被術者的腰外方，雙拇指呈外八字型，四指貼緊肩峰。

2. 由鎖骨遠端下用拇指腹至肱骨小結節下外方，肱骨小結節與喙突下須深壓，分為 3 點深壓。

3. 每點 5 至 7 秒，重複 3 次。

注 此法亦可用雙手食指及中指深壓，深壓此處則力量能滲透至背部肩胛。如嚴重膏肓痛者，可用肘關節深壓，動作要緩慢不得過猛。

第八操作，上臂內側部（肱二頭肌短頭、喙肱肌、肱肌）

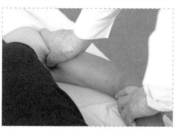 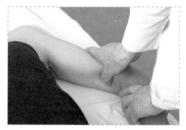

1. 被術者上肢伸直手心朝上，施術者左手壓在被術者的前臂。
2. 右手四指貼緊上臂外側，用拇指下壓肱二頭肌內緣喙肱肌上。
3. 由腋窩下方至肘關節分為 7 點，每點 3 至 5 秒，重複 3 次。

第九操作，肘關節橫紋

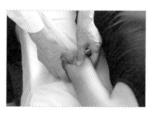 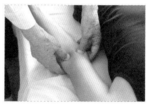 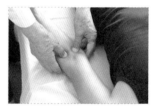

1. 被術者手臂伸直，施術者雙拇指壓在肱二頭肌遠端肌腱（此為第 1 施壓點），同時施壓。
2. 沿橈尺側屈腕肌近端，用雙拇指再分別施壓（第 2、3 施壓點），再移下 2 公分（第 4、5 施壓點）施壓。
3. 每點 5 秒，重複 3 至 5 次。

第十操作，前臂腕屈肌群（橈尺骨間）

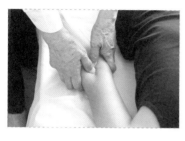 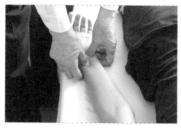

1. 被術者前臂移至腰旁平放，施術者姿勢不變。
2. 雙拇指呈八字型，施壓橈尺骨之間中線（指淺屈肌、指深屈肌、旋前圓肌、旋前方肌）。
3. 由肘關節橫紋下至腕關節分為 8 點，每點 3 至 5 秒，重複 3 次。

第十一操作，前臂橈尺側腕屈肌群（外線）

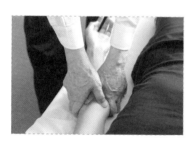 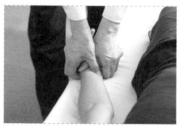

1. 雙拇指交叉，由手肘橫紋下至腕橫紋上橈尺側腕屈肌，分 8 點，每點 3 至 5 秒，重複 3 次。

第十二操作，腕橫紋

1. 雙拇指施壓橈側腕橫紋，右拇指、左拇指於腕隧道上同時施力。
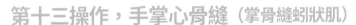
2. 再將右拇指移至腕隧道上，左拇指壓在腕橫紋尺側，同時施壓。
3. 每次約 5 秒以上，重複 3 至 5 次。

第十三操作，手掌心骨縫 (掌骨縫蚓狀肌)

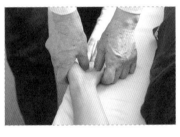 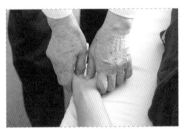

1. 被術者的手掌心朝上，施術者姿勢不變。
2. 施術者屈指，利用食指近節和中節關節突施壓掌骨間縫，由近端至遠端（第二與第三之間、第三與第四之間、第四與第五之間）各分為 3 點。

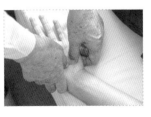 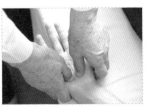 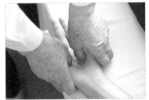

3. 每點 3 至 5 秒；重複 3 至 5 次。

第十四操作，大魚際肌

1. 施術者姿勢不變，雙拇指呈
外八字型。

2. 食、中指拘在被術者掌背施
壓大魚際肌，由近端至遠
端，分為 3 點。

3. 每點 3 至 5 秒，重複 3 至 5 次。

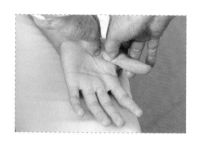

此手法不得重壓，左手操作完成再換右手。

以上手法（第七至第十四操作）均「向心式」施壓。

注

- 上肢重點在深淺筋膜、胸大肌、胸小肌、肩前喙突及大小
結節下緣，也是上肢前線深筋膜起點，凡上肢及肩前、肩
後痠痛需按此 3 點。

- 左橫紋肱二頭肌腱與橈尺側屈腕肌深淺肌群總腱（肱骨內
上髁），旋前圓肌起止點，也是深淺肌筋膜轉捩點，肘關
節屈伸頻繁容易勞損。

- 腕橫紋（腕隧道）、掌骨縫（蚓狀肌）、大魚際肌（拇對
掌肌、拇屈肌、拇內收肌），也是前線肌筋膜重要止點，
腕關節固定姿勢或重複動作過於頻繁，最容易受損。

- 雙手萬能，常需要進行各種粗細繁雜動作，如前屈、旋轉、
上提、下壓、前進、內收、抓、捏、點、握、彈撥、按揉
等變化多端，容易損傷。

3・前胸部

第一操作，肩胸關節部

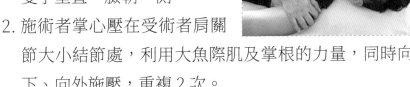

1. 受術者仰臥，施術者立於被術者右側，兩腳採弓箭步，雙手垂直，臉朝一側。
2. 施術者掌心壓在受術者肩關節大小結節處，利用大魚際肌及掌根的力量，同時向下、向外施壓，重複2次。

注 主要伸展上胸骨肌筋膜、鎖骨下肌及胸大肌。

第二操作，鎖骨下緣

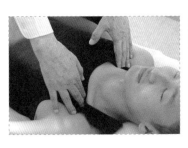
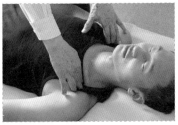

1. 被術者姿勢不變，施術者位於被術者的右側。
2. 雙手垂直，由近端至遠端分為3點，用食中指分別施壓兩側，重複3至5次。

第三操作，胸骨肌筋膜 (含胸骨柄、胸骨體及劍突上緣凹陷處)

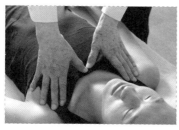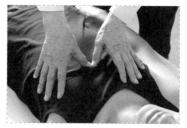

1. 受術者姿勢不變，施術者雙拇指呈八字型。
2. 利用滑動方式尋找凹陷處為壓點，分為 5 點，每點 3 至 5 秒，重複 2 次。

第四操作，肋間部 (淺層胸部肌群與深層肋間內外肌)

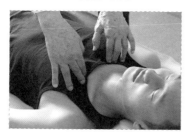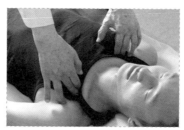

1. 施術者姿勢不變，雙手垂直。
2. 食、中指同時施壓，由第二肋軟骨下開始，沿著第二肋間至胸小肌腹，遇有肋軟骨與胸骨柄相構成之肋胸關節之凹陷縫為壓點，每一個肋間分為 4 點。
3. 每點 3 至 5 秒，重複 2 次。

> **注** 壓到終點時，手指不能離開體表，要順著肋間縫滑回到第一點再次施壓，後再移下一肋，同上手法施壓。重點在肋軟骨和胸骨相關節縫，女性乳部則避開。

第五操作，腋下肋間部（前鋸肌）

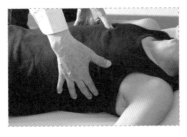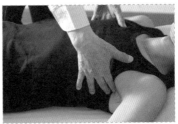

1. 施術者同樣姿勢，雙手垂直，四指張開，挾壓雙側各肋間縫。
2. 由遠端至近端區，分為4點，每點3至5秒，重複3次。

第六操作，胸大肌、胸小肌

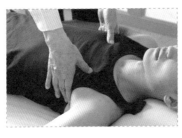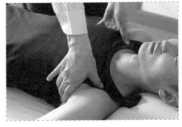

1. 施術者姿勢不變，雙手虎口張開，四指挾在腋下不動為支點，用雙拇指施壓。
2. 由乳上6公分至鎖骨遠端下方，分為4點，每點3至5秒，重複3次。

注 以上手法（第一至第六操作）重點在伸展前線胸骨筋膜、胸大肌、鎖骨近端下緣凹縫、鎖骨遠端喙突下及各肋間肌，可放鬆胸大肌、肋間肌，緩解胸悶。

針對臂神經叢損傷、橈神經壓迫、正中神經壓迫、肩胛痠痛、膏肓痛、呼吸困難等症狀,採用肘壓在鎖骨末端施壓,能產生良好效果。

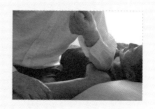

4‧腹部

第一操作,腹部正中白線 (腹直肌)

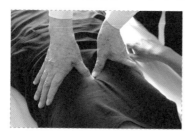 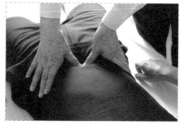

1. 被術者姿勢不變,施術者立於被術者腰部外側,雙手伸直成 45 度角,雙拇指呈八字型。

2. 由劍突下胸窩至恥骨上緣分為 9 點。每點 3 至 5 秒,重複 3 次。

仰臥指壓法:前胸部／腹部

第二操作，前胸季肋下緣

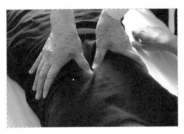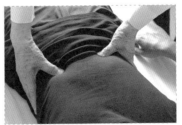

1. 施術者姿勢不變，雙拇指分別由胸窩下，沿第七、八、九肋下緣，區分為 5 點。
2. 施壓時必須要 45 度角方向，深入胸肋下，每點 3 至 5 秒，重複 3 次。

第三操作，腹部

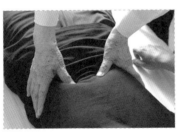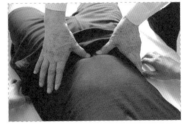

1. 沿正中白線平行旁開 6 公分按壓，施術者姿勢不變。
2. 雙拇指分別施壓肋骨下緣至近恥骨上緣，分為 9 點，每點 3 至 5 秒，重複 3 次。

第四操作，腹內外斜肌、腹橫肌

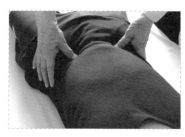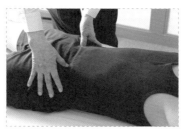

1. 肋骨下緣正中線旁開 12 公分，施術者姿勢不變。
2. 雙拇指分別壓於肋骨下緣至腹骨溝恥骨上緣，分為 8 點，每點 3 至 5 秒，重複 3 次。

第五操作，兩側腰部（胸腰筋膜、腹橫肌、腹內外斜肌）

1. 施術者姿勢不變，彎腰屈肘。

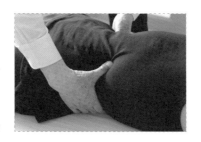

2. 拇指分別按壓被術者前胸第 10、11、12 肋雙側下緣，四指在側腰後方，掌心緊貼於側腰部。
3. 雙手分別用挾緊的方式震顫 5 至 10 秒。

第六操作，肚臍水平線

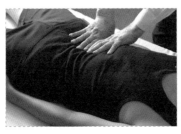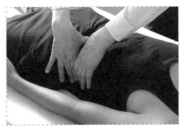

1. 施術者姿勢不變，臉朝對側，雙手拇指向後方向併攏，四指向前，也成併攏方式。
2. 先由右側腰部橫向肚臍，用雙拇指推進流動震顫壓法。
3. 回程改以食、中指，由左側腰部回至肚臍，用引拉流動震顫壓法。
4. 重複 3 次。

第七操作，腹部蠕盪壓法

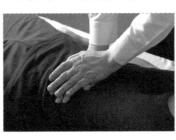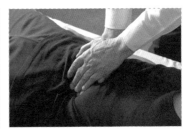

1. 施術者姿勢不變，雙手垂直，雙掌根與四指腹貼緊腹部預作重疊成波狀式動作。
2. 掌根壓在正中旁開 6 公分，四指壓在對側正中旁開 6 公分，利用掌根推動四指朝左右橫式腰方向之引拉波浪式的動作，用流動壓法必須緊貼體表。

3. 由胸肋至恥骨，重複 5 次。

注

- 同樣的手法掌根改壓在正中線，四指改壓在正中旁開 12 公分左右，由胸肋至恥骨重複 5 次。

- 同樣的手法，掌根改壓在正中線旁開 12 公分左右，四指改壓在腹部正中線，重複 5 次。

第八操作，震顫輪狀掌壓法

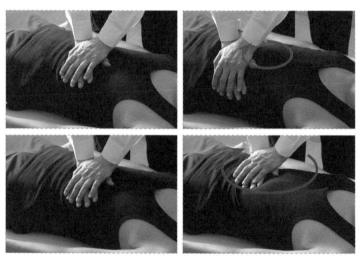

1. 施術者雙手垂直，手掌重疊由正中線心窩下至恥骨上緣（腹直肌），順著時鐘方向繞著肚臍周圍，區分內外各一圈（內圈為小腸、外圈為大腸）。

2. 先內圈再外圈，每圈重複 3 次。

注 以上手法（第一至第八操作）須先吸氣運力於前臂，壓緊體表深層上下震顫。

第九操作，錐狀肌

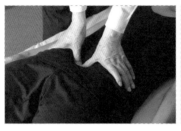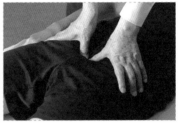

1. 施術者臉朝被術者的足部方向，雙拇指呈八字型。
2. 由肚臍下 6 公分起至恥骨分為 4 點，每點 3 至 5 秒，重複 3 次。

第十操作，恥骨聯合上緣

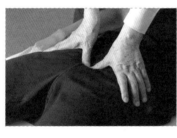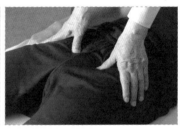

1. 施術者臉朝被術者足部方向，雙拇指同時施壓兩側。
2. 由恥骨聯合上緣至腹股溝韌帶終點，分為 4 點，每點 3 至 5 秒，重複 3 次，深壓之。

注 腹直肌屬前線筋膜，因腹部為肌群集中匯合區，故為最有力的一條肌肉。腹內斜肌和外斜肌屬螺旋線筋膜，是重要肌群。放鬆腹部肌群有利於緩解腹脹，改善消化功能，具有減脂作用。

5・下肢

第一操作，髖關節伸展 （股內收肌群、縫匠肌）

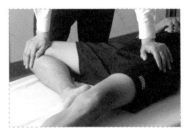

1. 被術者右腳屈膝髖外展，腳後跟置於左腳膝關節內側，施術者立於被術者右側膝關節旁。

2. 右手壓在被術者的右膝關節內側，左手掌心壓在被術者左側髂前上棘內緣。

3. 四指朝外，掌根約在鼠蹊部，左手先以固定，右手施壓至極限為止。

第二操作，鼠蹊部 （縫匠肌起點、股內收肌群）

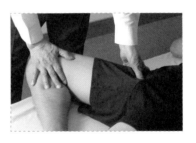

1. 被術者姿勢不變，施術者右手扶住被術者的右膝關節。

2. 四指貼緊臀部，左手拇指腹由髂前下棘內緣至股內收長肌起點處，分為 3 點，股內收長肌起點稍深壓。

3. 每點 3 至 5 秒，重複 3 次。

仰臥指壓法：腹部／下肢

第三操作，大腿內側（股內收長短肌）

1. 被術者姿勢不變，施術者雙拇指呈八字型，左手四指在被術者大腿前側，右手四指在大腿後側。

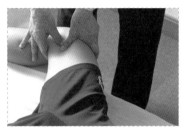

2. 由內收長短肌起點至膝內側分為 8 點，每點 3 至 5 秒，重複 3 次。

第四操作，大腿內側
（縫匠肌上 1／2、股內收大肌下 1／2 二肌重疊）

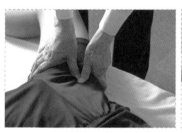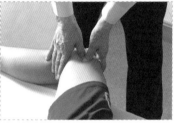

1. 被術者姿勢不變，施術者雙拇指呈八字型，由髂前上棘內緣至膝關節分為 9 點，每點 3 至 5 秒，重複 3 次。

> 注 以上手法（第一至第四操作）重點在股內收肌、腹股溝起止點，屬身前線與核內中心線筋膜深淺重疊轉捩點，即膝關節內側縫匠肌、股四頭肌內側頭，屬容易拉傷部位；內收肌痙攣則無法外展與內收，內收肌放鬆後，加上伸展則效果更佳。

第五操作，大腿前側（股直肌與股四頭肌外側頭之間）

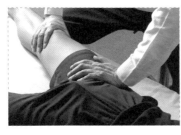
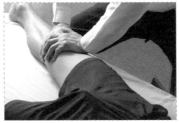

1. 被術者下肢伸直，施術者姿勢不變。
2. 右手扶住被術者的膝關節，左手虎口向被術者的足部用掌根施壓。
3. 由髂前下棘至膝關節髕骨上緣分為 9 點，每點 3 至 5 秒，重複 3 次。

第六操作，大腿前外側部
（股四頭肌外側頭、闊筋膜張肌、髂脛束、髂前下棘外緣）

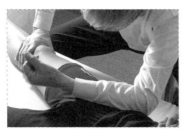
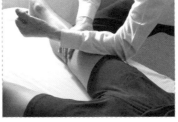

1. 用尺骨面縱向推揉，由髂前下棘外緣至股骨外上髁分為 8 點，每點 3 至 5 秒，重複 3 次。

> **注** 此線近股骨體肌肉層較淺薄具敏感，要輕巧施壓推揉。

第七操作，膝蓋上方髖骨內外上緣股四頭肌內外側頭

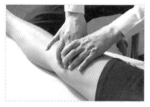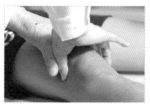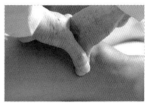

1. 被術者姿勢不變，施術者雙手拇指重疊，食、中指也重疊，挾揉髖骨內外上緣，重複 3 至 5 次。

第八操作，髖骨下緣（髖韌帶、內外側支持帶）

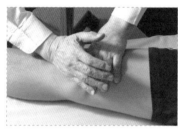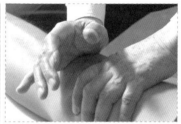

1. 被術者姿勢不變，施術者左手虎口壓緊髖骨上緣下擠，右手用小魚際掌骨側揉壓髖骨下緣左右側支持帶，持續約 10 秒。

注 以上手法（第五至第八操作）著重在股直肌、股四頭肌屬身前線筋膜，闊筋膜張肌屬螺旋線筋膜，是大腿極為重要的一條肌肉，重點在髂前下棘處，髖骨上下緣膝關節內外側容易拉傷。若股四頭肌無力，則小腿無法做屈伸動作。

第九操作，脛骨外緣、脛前肌

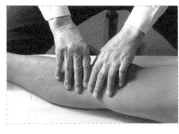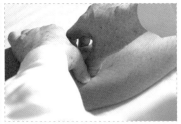

1. 被術者姿勢不變，施術者立於被術者小腿外側，雙拇指呈外八字型。
2. 雙手四指併攏挾緊被術者小腿內側，用拇指深壓。
3. 由膝蓋下緣脛骨髁下至踝關節分為 9 點，每點 3 至 5 秒，重複 3 次。

第十操作，小腿前側（脛骨前肌、趾長伸肌）

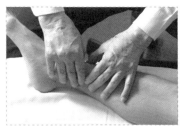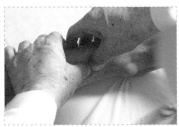

1. 姿勢不變，施術者一手扶住被術者膝關節，一手扶住腳背些微內旋。
2. 利用膝蓋施壓脛骨與腓骨間肌群。
3. 由脛骨近端至近腓骨遠端上 1/3 處，分為 4 點。每點 5 至 10 秒，重複 3 至 5 次（亦可用肘突縱向推揉）。

注 • 以上手法（第九及第十操作）著重闊筋膜張肌、脛前肌，屬螺旋線筋膜的重要肌肉，重點在於闊筋膜張肌，起止點為髂前上棘外緣至外側緣及肌腱轉移至髕骨下緣脛骨近端，脛前肌重點在脛骨外緣。

第十一操作，踝關節周圍伸肌與支持帶

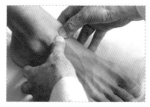 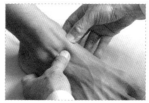 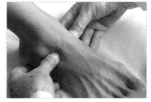

1. 被術者姿勢不變，施術者位置移至被術者的足部外側。
2. 雙拇指由踝關節正前方分兩側同時施壓各 3 點，每點 3 至 5 秒，重複 3 次。

第十二操作，足背蹠骨間部、背側肌及蚓狀肌

1. 被術者屈右膝，腳掌平貼於床上，施術者姿勢不變。

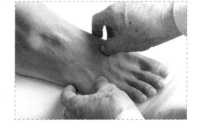

2. 足背部的指壓點由各蹠骨間遠端至近端分為 3 點，用拇指斜側或食指腹間深壓之。
3. 每點 3 至 5 秒，重複 3 至 5 次。

第十三操作，足趾部 (趾節關節)、趾伸肌、骨間背側肌

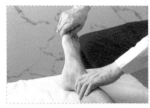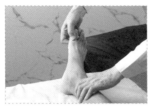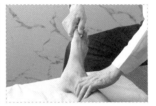

1. 被術者下肢伸直，施術者左手扶住被術者踝關節上方。

2. 以右手施術於足趾，其次以右手拇指和食指按揉背側、足底側。

3. 由趾關節近端至遠端分二節，至末節骨時，拇指與食指縮緊向下鈍拉，每趾按揉一次。

 注　以上手法（第十一至第十三操作）屬身前線筋膜，重點在踝關節周圍、蹠骨縫蚓狀肌骨間背側肌及第三腓骨肌，目標為鬆動趾骨關節。

第十四操作，下肢後側 (比目魚肌、腓長肌及跟腱足底筋膜)

1. 施術者立於小腿外側，兩腳張開成弓箭步，臉朝向被術者足部方向，屈肘。

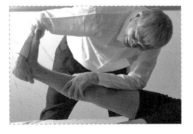

2. 左手掌扶住被術者膝關節，肘關節靠攏大腿外側以穩定膝關節。

3. 右手握住被術者的腳後跟抬高 30 度。

4. 利用右手前臂內側貼緊被術者腳尖，再利用前臂以上半身的力量推向被術者的頭部方向，施力至極限為止。

5. 左腳也是同樣手法。

第十五操作，腹股溝動脈增溫掌壓

1. 施術者臉朝向被術者頭部方向，雙手垂直交叉，右手掌壓左側，左手掌壓右側。

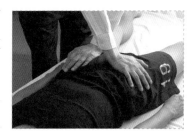

2. 用掌心貼緊鼠蹊動脈，四指朝外 45 度角輕壓，施壓前必須深呼吸，運力於手掌心。

3. 時間為 3 次深呼吸，約 40 秒即可。

第十六操作，大腿後側坐骨神經、髖關節、梨狀肌伸展

1. 被術者仰臥屈雙膝，左腳小腿跨在右膝外上方；施術者立於左臀外方左腳，踩在被術者的右腳尖前。

2. 膝蓋彎曲，壓在被術者膝部外側，用左大腿後側壓緊被術者膝蓋外上方。

3. 右手壓在被術者的膝部脛前肌，左手握住被術者小腿下端，以穩定姿勢。

4. 利用上臂上端的力量將被術者的左膝推向被術者右肩方向，分二段施力，至極限為止。

5. 同樣手法換側操作。

 注 不可太過猛力，避免造成傷害。

第十七操作，股內收肌伸展

1. 被術者仰臥，施術者立於左側。
2. 將被術者的左腳外展伸直橫跨於施術者膝上方，左手
   壓在被術者左膝上方，以穩定姿勢。
3. 施術者右手壓在被術者右膝上內側保持下肢伸直，被
   術者左腳慢慢往其頭部移動，至極限為止。
4. 同樣手法換側操作。

第十八操作，髂腰肌、股直肌、股內收肌群伸展

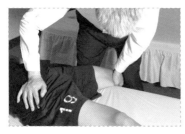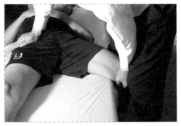

1. 左腳為例，被術者仰臥，左腳屈膝垂床外，施術者立
   於被術者大腿外側。
2. 右手掌根壓緊右髂前上棘內側緣，以穩定姿勢。
3. 施術者左腳踝將被術者右腳踝關節勾移向頭部方向，
   右手壓在被術者右膝上方彎腰，向頭部方向 45 度角
   緩慢下壓，至極限為止。

第十九操作，闊筋膜張肌及臀中肌伸展

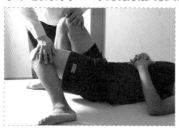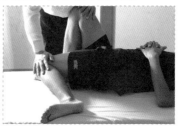

1. 以左腳為例，被術者仰臥屈膝 90 度，腳掌置於床面，將左腳掌往臀外後移，施術者立於健側。
2. 一手扶住被術者右膝以穩定姿勢，另一手掌下壓左膝外側，極限為止。

第二十操作，身側筋膜伸展
（肱三頭肌、背闊肌、腰方肌、臀中肌、闊筋膜張肌）

A.

1. 右側為例，被術者側臥，右掌扳緊床角，左腳屈髖屈膝，右腳伸直垂於床外，施術者立於被術者臀後方，臉朝床尾方向。
2. 用大腿貼緊被術者骶骨、彎腰，一手握住被術者右膝外側，一手壓在小腿踝關節，慢慢下壓接近地面極限為止。

B.

1. 被術者姿勢與上同，術者立於被術者臀後方，彎腰，雙腳與肩同寬，微屈。

2. 將被術者右腳踝前跨於施術者膝下方，一手扶住被術者臀部，一手壓在膝外側，慢慢下壓至極限為止，可增加伸展角度。

3. 換側手法相同。

C.

1. 左側為例，被術者側臥，盡量靠近床緣，左側朝上方。右腳屈髖屈膝，左腳伸直垂於床外，施術者立於被術者臀後方。

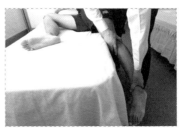

2. 施術者彎腰，左手扶住被術者左腳踝關節，右手置於其右膝上，使其姿勢穩定。

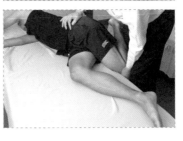

3. 被術者左腳屈膝，施術者右手移至其髂腰處，左手扶在其膝上往下施壓，可加強臀中肌的伸展強度。

第二十一操作，股二頭肌伸展

1. 左腳為例，被術者側臥，右腳伸直，左腳屈髖伸膝，膝關節伸出床外，術者立於被術者下肢前側，略採弓箭步。

2. 右手在被術者大腿內側上，右手掌扶住左膝關節，左膝頂在被術者膝窩下小腿近端，施力時往頭方向移動，至極限為止。

注 被術者膝內側不得摩擦床面，以免造成疼痛。

坐姿指壓法

第一操作，後頸棘突兩側（斜方肌）

1. 被術者坐於床中段，兩腳垂下，施術者立於被術者後方，左手固定前額部。
2. 右手四指貼緊被術者右側頸，用拇指橫向推揉左棘突旁。
3. 由斜方肌起點至第七頸椎棘突外側，分為 6 點，每點 3 至 5 秒，重複 3 次。
4. 換側手法相同。

第二操作，枕下四小肌群
（頭後小直肌、頭後大直肌、頭後上斜肌及頭後下斜肌）

1. 施術者姿勢不變，右手扶住被術者右側耳前上方，四指輕貼臉頰。
2. 左手小魚際跨在被術者的左肩膀上當支點，拇指伸直，指腹頂住枕骨下緣（枕下四小肌）。
3. 沿枕骨下緣至乳突下緣，分為 3 點。施力時，用右手掌推向左頸偏後方。
4. 每點 5 秒以上，重複 3 次。
5. 右側頸同樣手法。

第三操作，頸前屈肌群伸展

1. 施術者左腳踩在床上，左手虎口張開頂住被術者後頸、枕寰關節處當支點。

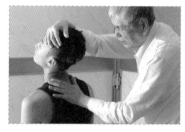

2. 手肘跨在被術者左腳前側膝關節上方，右手扶住被術者前額，施力時左手不動，右手向後推至極限為止。

第四操作，頸部前後伸展

1. 做完第三操作後，施術者左手扣在被術者左肩的提肩胛肌與斜方肌交叉處，以固定被術者的上半身。

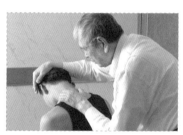

2. 右手腕關節壓在被術者後頭部，向被術者的前下方施力至極限為止（伸展枕下肌群）。

3. 左手虎口張開改扶在被術者第一、二、三胸椎棘突處上，右手扶住被術者前額，左手固定，右手向後推至極限為止。

第五操作，側頸肌群伸展
（提肩胛肌、斜方肌、頸最長肌、枕下肌群）

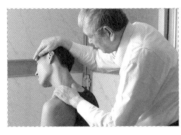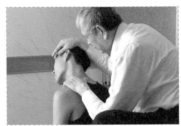

1. 左側為例，施術者右腳踩在床上，稍以坐蹲胸貼近背的姿勢。

2. 左手扳在被術者肩峰，手肘垂下，右手腕關節以掌心壓在被術者的左側後頭及耳上方。

3. 施力時右手向右側偏前方 45 度兩手同時下壓，極限為止。

4. 右側時對換姿勢，手法相同。

第六操作，上胸椎伸展

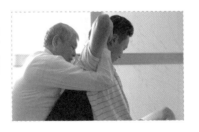

1. 被術者坐於床上抬頭挺胸，雙手指交叉手肘張開環抱於後頭部，施術者立於被術者後方。

2. 雙腳與肩同寬，採坐蹲姿勢，雙膝頂住被術者肩胛內下緣。

3. 雙手掌抱緊於被術者身側中段，雙手肘跨於被術者前方肘關節。

4. 施術者稍後仰至極限為止，被術者需放鬆配合施術。

注 此法可預防駝背緩解胸悶，伸展胸大小肌與腹直肌。

第七操作，上胸椎調整

1. 被術者坐姿，雙手指交叉環抱後頭部，施術者一腳踩在床上，屈髖屈膝。
2. 膝關節頂住被術者上胸椎中段及肩胛間，稍坐蹲。
3. 雙手從被術者腋下穿過，雙掌重疊貼在被術者後頭部雙掌背上，肘關節挾緊被術者腋下再向上微提，雙掌不得出力。

注 當胸椎向右側旋轉時，會產生右側橫突沿楔形空間向右後退朝上旋；而左側橫突向前朝下旋，棘突位居雙橫正後方三角尖處，相對同步移動，亦會造成後突現象。欲回歸標準正中位置，須將棘突偏左者回向右旋移，即可完成歸位。若被術者上胸椎偏右彎，則膝蓋要頂住右方，若偏左彎則頂在左方，牽引時上提不得猛力。

第八操作，肩部三點深壓

1. 左側為例，被術者坐姿，施術者在被術者側後方。

2. 施術者右腳踩在床上，將被術者的左上臂跨在施術者膝上方。

3. 左手扚住被術者肘關節，右手屈肘，利用肘尖壓在肩上，左手配合右手，施壓時往上提，以持續深壓。

   A. 第一點在第一胸椎與棘突旁開 1 公分。

   B. 第二點在肩胛骨內上角上緣，淺層有斜方肌，深層為提肩胛肌和菱形肌。

   C. 第三點在崗上窩，有斜方肌與崗上肌。

4. 以上 3 點每次約 10 秒，3 至 5 次。

PART 05

居家
主動運動
21式

適當強度的運動能促使大腦分泌腦內啡及多巴胺等激素，改善情緒低落及焦慮感，使人心情愉悅，特別是按摩工作者，更需要每日做一些柔和運動，不僅強健自己的體魄，也能讓工作更有效率。

運動時除了鍛鍊肌肉，也要鍛鍊肌筋膜。肌筋膜是串聯全身軟組織的主角，具有豐富纖維母細胞、黏多醣與玻尿酸等重要分子，亦是結締組織中的一部份。狀況良好的肌筋膜，能改善人體動作的協調性，也有利於縮短細胞的更新時間，讓人較快恢復體力，能長期保護身體免於受傷並緩解勞損。關於肌筋膜的功能及特性，在第 6 章有詳細說明。

本章先介紹 21 式對全身肌肉及筋膜有益的運動，動作進行時應以「柔和安全」為最重要原則。在家裡只需一坪空間，從預備姿勢開始，配合呼吸調整，鍛鍊次數因人而異，可鍛鍊至發熱發痠為止。每日撥出 30 分鐘練習，即能大汗淋漓，並感到全身肌肉放鬆、關節柔軟、呼吸暢通。長久持續訓練，在體能增進的同時，還能增進心肺功能、促進新陳代謝、增強身體抵抗力、鍛鍊肌筋膜及肌肉彈性及張力、增加柔軟度；細胞經活化，人就能永保年輕氣息、延緩衰老。

仰臥姿

踝關節
伸展運動

伸展 脛骨前肌、五趾伸肌群、身前線筋膜、拇
與趾長短屈肌、脛骨後肌、拇外展肌、拇
長伸肌、脛骨後肌、拇長屈肌、趾長伸肌、
小趾外展肌、第三腓骨肌、趾長伸肌。舒
解肩胛痠痛。

作用 緩解踝關節僵硬,增加柔軟度。

---

1 **預備姿勢:仰臥**,雙腳
伸直,腳尖下壓。

2 腳掌背屈,腳尖往頭方向
翹,下壓與背屈連貫動作
30 次。雙腳一起進行或分
開進行皆可。

3 雙腳併攏左右擺動,先向右傾(伸
展拇外展肌、拇長伸肌、脛骨後
肌、拇長屈肌、趾長伸肌)、再
向左傾(伸展小趾外展肌、第三
腓骨肌、趾長伸肌),此為 1 次
動作,共擺動 30 次。

4 雙腳併攏,向右緩慢旋轉 30
圈,再向左旋轉 30 圈,伸展
踝關節周圍韌帶肌群筋膜。

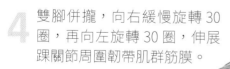

小腿肚
拍床運動

伸展 比目魚肌、腓腸肌、膕肌。

作用 放鬆肌肉僵硬，排除乳酸淤積，鍛練肌力，活動膝關節。

1 **預備姿勢：仰臥**，躺於硬床或瑜伽墊上，雙腳伸直。

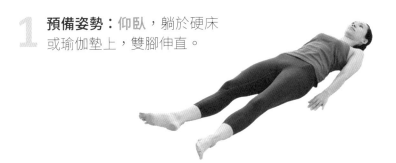

2 單腳屈曲（角度不須太大），腳後跟用力向前滑動，促使小腿肚碰撞床面或地面。

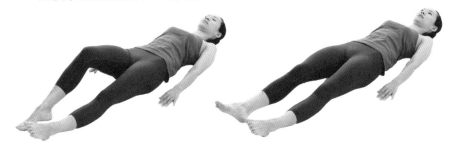

3 雙腳輪流操作各 30 下以上。

踢臀運動

| 伸展 | 半腱肌、半膜肌、梨狀肌。 |
| 作用 | 緩解膕繩肌僵硬，連帶膝關節運動。 |

1 **預備姿勢：仰臥**，雙腳踩在
地板上，屈膝。

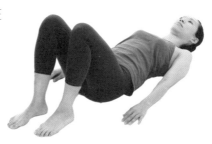

2 左小腿往斜上伸直，快速往下踢，令腳後跟用力碰觸臀部，再
換右腳，兩腳各踢 60 下。

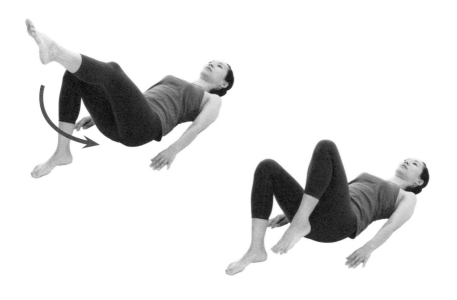

保護
膝關節
運動

伸展	股四頭肌,鍛鍊肌力及股後肌群膕繩肌(半腱、半膜、股二頭肌)膕肌,身前線筋膜。
作用	放鬆肌肉僵硬,排除乳酸淤積,鍛練肌力,活動膝關節。自然產生膝關節滑液,預防膝關節退化,改善膝無力,緩解痠痛。

1 **預備姿勢:仰臥**,雙腳屈髖屈膝,雙手置於身旁,掌心向下。

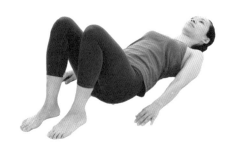

2 小腿往上踢呈 45 度,足背伸直與脛前肌平行,往上踢時膝關節需有鈍力,縮回時小腿近端碰到股後肌群,來回往上踢,連續動作雙腳交換,每腳各踢 50 次以上,慢慢再增加次數,效果更佳。

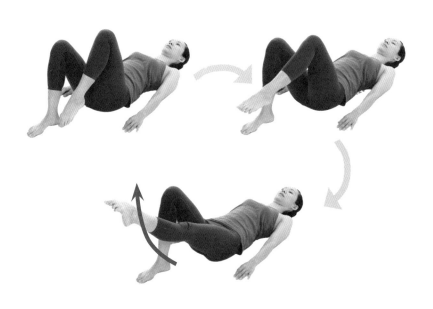

臀部肌群放鬆運動

伸展 闊筋膜張肌、股四頭肌、內外側頭、縫匠肌、臀大中小肌，身前線、身側線及螺旋線筋膜。

作用 緩解臀部肌群、股四頭肌及縫匠肌僵硬。

1 **預備姿勢：** 仰臥，雙腳屈髖屈膝，腳後跟盡量靠臀外側，雙手置於身旁，掌心向下。

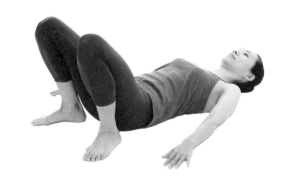

2 左腳膝關節向內傾壓，停留10秒；換邊做一樣動作。左右傾壓做10分鐘。

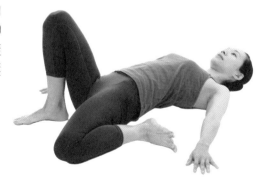

脊柱
旋轉腰背
放鬆法

伸展	背闊肌、腹外斜肌、腰方肌、腹橫肌、臀部肌群、闊筋膜張肌、豎脊肌，身後線，身側線、螺旋線筋膜。
作用	放鬆腰背頸肌群，舒緩腰痠背痛。

1 **預備姿勢：仰臥，**
腰背緊貼床面，屈
髖屈膝，腳掌平貼
床面，雙膝併攏腳
後跟靠近臀部，雙
手張開與身體
呈 90 度，
掌心朝下。

2 雙膝緩慢左右擺
動，大腿必須貼近
床面，如：向右擺
動臉朝左側看，
向左側擺動臉朝右
看，左右擺動做 10
分鐘以上。

注 此法可當做每天起床或睡前的伸展與放鬆，每次 10 分鐘以上，睡前
操作有助於睡眠，尤其是年長者，睡醒時更應操作，增加脊柱關節軟
組織柔軟度，對腰背部下肢特別僵硬者，極為有效。

提臀
立八字夾
膝減脂法

伸展	腹部肌群、股內收肌群、臀中肌、臀小肌、闊筋膜張肌、肛門括約肌,身前線、身側線、核內中心線筋膜。
作用	強化骨盆與內收外展肌群及骨盆底肌,鍛鍊括約肌功能,抑制失禁。

1 **預備姿勢:仰臥**,雙腳屈膝與肩同寬,腳後跟盡量靠近臀部,避免痙攣,雙手置於身體兩側。

2 吸氣時慢而長約 20 秒,將臀部緩慢往上抬高 10 公分以上,同時腳後跟抬離地面 5 公分,從骶椎離地面至膝蓋與肩膀呈一直線。

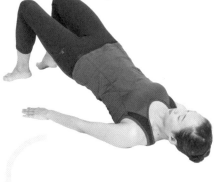

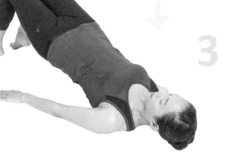

3 閉氣時,肚臍內收兼提肛,雙膝同時併攏,停留 10 秒以上,吐氣時,腹部肌肉內縮呈扁平狀態,恢復預備姿勢,如此重複 20 次以上。

抬腿收腹
減脂法

伸展 股後肌群及小腿肌群，身前線、身後線筋膜。

作用 腹部肌群收縮，達到下腹臀部減脂效果。

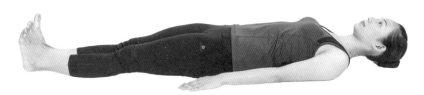

1 **預備姿勢：仰臥**，雙手置於身旁兩側，掌心朝下，足跟併攏，腳掌背屈。

2 吸氣時雙手下壓助力，兩腳抬高 90 度以上，保持兩腳伸直、腳掌背屈，維持 10 秒以上。

3 腹部肌肉內縮呈扁平狀態，吐氣時嘴巴張開，以 15 秒速度緩慢下降，回復預備姿勢，如此重複 20 次以上。

注 雙腳抬高 60 度，停留 30 秒以上，腹部用力兼提肛，鍛鍊腹直肌肌力，可達到最佳的耗氧消脂效應。

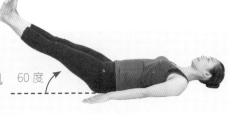

60 度

抬腿
交叉法

伸展 髖臀部內外肌群。

作用 鍛鍊大腿肌力，消除臀部與腹部脂肪。

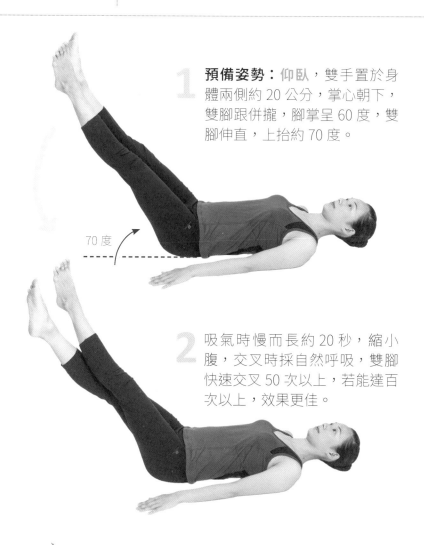

1 **預備姿勢：仰臥**，雙手置於身體兩側約 20 公分，掌心朝下，雙腳跟併攏，腳掌呈 60 度，雙腳伸直，上抬約 70 度。

70 度

2 吸氣時慢而長約 20 秒，縮小腹，交叉時採自然呼吸，雙腳快速交叉 50 次以上，若能達百次以上，效果更佳。

注 快速交叉可提升耗熱效能。自然呼吸可增加交叉次數，若欲增加交叉次數則可採自然呼吸。

腰骶肌群
放鬆運動

伸展　身側線、核內中心線。

作用　放鬆腰骶僵硬及痠痛，刺激副交感神經，
有助於睡眠及促進腸胃蠕動，並可緩解腰
骶痠痛，鍛鍊括約肌收縮能力。

1　預備姿勢：**仰臥**，躺
於硬床或瑜伽墊上。
雙腳屈髖屈膝，雙腳
掌踩於床面，雙手置
於身旁，兩腳後跟靠
近骶骨外側。

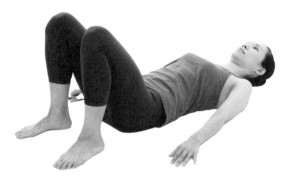

2　臀部抬高約 8 公分瞬
間碰地，頻率約 3 秒
一次，最少做百次。
碰撞力道過輕則無
效，過重易受傷，以
自己可忍受為宜。

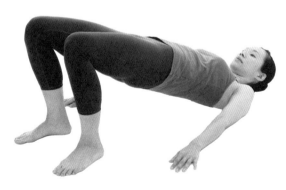

股二頭肌
伸展法

伸展 股二頭肌、半腱肌、半膜肌和骶結韌帶、身後線、螺旋線、功能線筋膜。

作用 對緩解股二頭肌拉傷極為有效。可立即緩解急性腰臀拉傷、股二頭肌痙攣痠痛，改善腰無力伸直、行動不便等。

1 預備姿勢：坐姿，患側屈髖屈膝，足跟距恥骨約 12 公分，平貼地面。

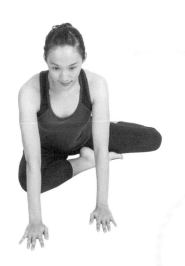

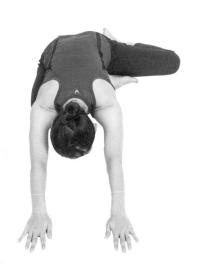

2 健側屈髖屈膝 120 度，大拇趾和膝關節內側均貼地面，雙手平行伸直掌心貼地，雙掌相隔約 15 公分。

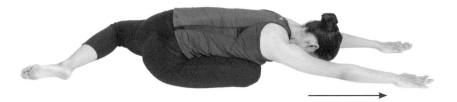

3 雙掌心貼地，向前滑動使身體前傾，其移動方向右腋下接近右膝上，雙肩維持水平，不可偏旋左右，直至感覺患側坐骨結節處，股二頭肌起止點，有痠痛感為止，重複 4 次以上。

仰臥姿／坐姿

雙手交叉
伸展法

伸展 豎脊肌、頭頸夾肌，大小菱形肌、三角肌、肱三頭肌、 崗下肌。

作用 緩解肩胛僵硬、膏肓痛。

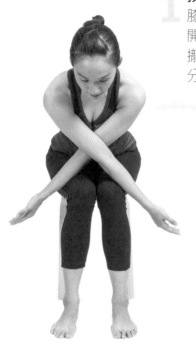

1 **預備姿勢：坐姿**，屈膝 90 公分，雙腳微張開約 20 公分，雙膝併攏，座椅不超過 45 公分高。

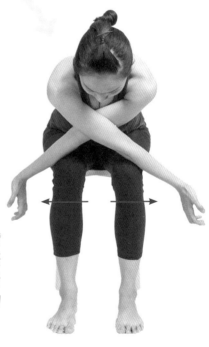

2 彎腰，雙手用力伸，上臂交叉，肘關節面分別貼緊對側膝外，手腕背屈上身下壓，雙膝向外撐開，約 40 秒左右，至極限為止。

前臂屈肌群
伸展法

伸展 肱二頭肌、橈尺側屈腕肌群、上肢屈肌面之深、淺筋膜。

作用 可緩解腕隧道症候群及肱骨內上髁損傷。

預備姿勢：站或坐姿，雙手伸直張開，掌心向前，手指呈鷹爪形。

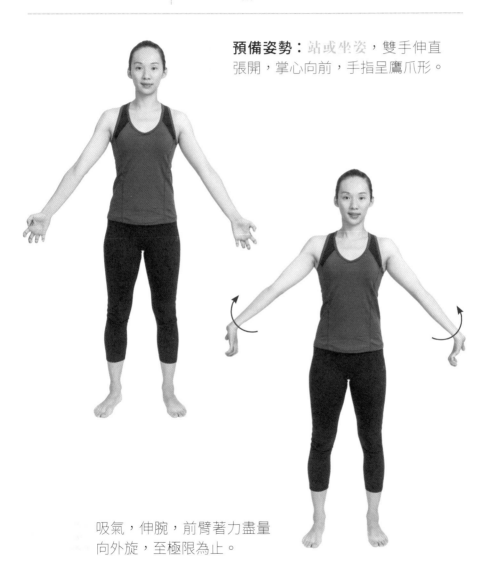

吸氣，伸腕，前臂著力盡量向外旋，至極限為止。

上肢伸肌群伸展法

伸展	胸大肌、肱三頭肌、前臂伸肌群、上肢伸肌面深、淺筋膜。
作用	可緩解腕部橈側伸腕肌腱勞損、痠痛、肱骨外上髁損傷。

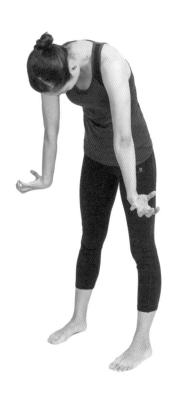

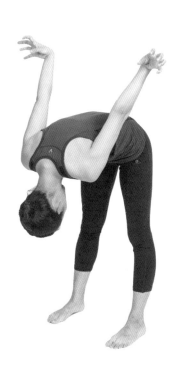

預備姿勢： 站姿，雙手呈猿形手，低頭、彎腰。

屈腕，掌心向內旋，彎腰，雙手向後伸直，手臂盡量朝天。

旋腰四凸運動

伸展 身前線、身後線、螺旋線筋膜及身側線。

作用 緩解腰部僵硬痠痛，預防腰椎輕微連黏，增強腰部柔軟度。

預備姿勢：站姿，雙腳平行與肩同寬，腰部大幅度繞圈旋轉，右手握左手腕關節，置於後腰部。

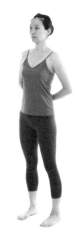
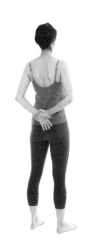

肚子向前（腹直肌、腹內外斜肌）；臀部向左右側凸（伸展臀中肌、闊筋膜張肌）；骶骨向後凸（伸展豎脊肌、背闊肌、腰方肌），緩慢左右交換各 50 次，感覺臀部有微痠感。

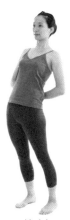
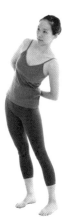
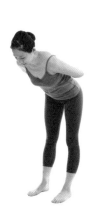
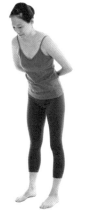

| 往前 | 往右 | 往後 | 回復 |

單腳伸膝
跟腱伸展法

伸展 比目魚肌、腓腸肌、脛骨後肌、膕繩肌，身前線及身後線筋膜。

作用 放鬆膝關節股後側坐骨神經，緩解跟腱炎及足底筋膜炎，預防脛骨後肌、腓腸肌痙攣。

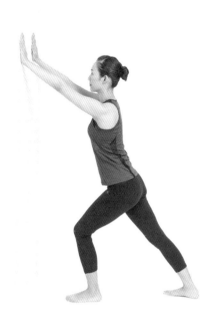
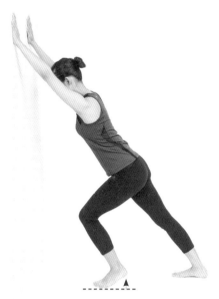

預備姿勢： 站姿，右側為例，雙手抬高 130 度，雙掌貼牆，右腳向後伸直，右腳掌著地踩內八字，左腳屈膝腳尖著地，呈弓箭步型。

胸腹部向前傾，臀部下降，手掌向前推，右腳保持伸直，腳跟不得離地，要伸展到膝膕窩有緊繃微痠的感覺；維持姿勢約 30 秒，同樣姿勢左右交換；每天至少 3 至 5 次，每次至少 5 遍，二星期後可緩解足底筋膜炎。

頸部放鬆運動

伸展 頸部肌群。頭前傾：豎脊肌、斜方肌、頭頸夾肌、頭後小直肌；臉左旋：斜方肌、頭夾肌、提肩胛肌；頭左傾：最長肌、枕下四小肌；頭後仰：胸鎖乳突肌、斜角肌。

作用 放鬆頸部肌群，緩解頸部僵硬或拉傷。

預備姿勢：站姿，雙腳與肩同寬，坐姿亦可。

以患部在右側為例，將頭部緩慢向前傾 30 度 → 臉向左旋 45 度 → 頭向左傾 30 度，耳朵朝向肩峰處 → 頭部緩慢向後仰 15 度；再向前重複旋轉牽張。旋轉牽張時，會感覺肌肉伸展拉長。

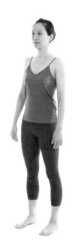

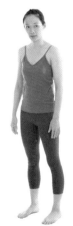
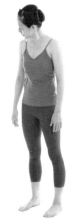

臉前傾　　臉向左旋

如：右側肌群拉傷要左旋，左側肌群拉傷要右旋，先慢而快轉 30 圈。

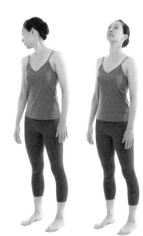

頭向左傾　　頭向後仰

注 旋轉時，不得偏向患側傾斜。

肩關節肌群放鬆運動

伸展	放鬆肩關節周圍肌群。
作用	緩解肩關節僵硬、痠痛及預防五十肩。

預備姿勢:站姿，抬頭挺胸，雙腳平行與肩同寬。

肩關節自旋運動，雙手自然下垂，雙肩肱骨頭向前（伸展大菱形肌、崗下肌），聳肩向上提（大圓肌、背闊肌、前鋸肌），向後肩胛骨靠近脊突（伸展胸大肌、胸小肌），向下（斜方肌、崗上肌、提肩胛肌）緩慢旋轉，配合深呼吸，重複動作 30 次。

同樣動作相反方向重複 30 次。

雙手握拳，雙肩提高至極限，瞬間往下鈍力重複 3 至 5 次，尤其五十肩患者，需常做此運動。

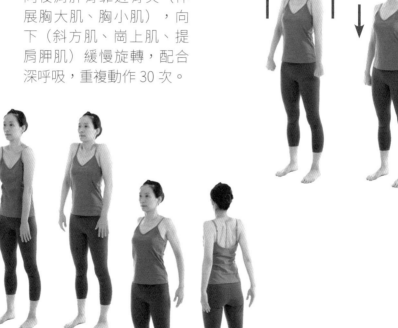

肌筋膜指壓按摩放鬆術

1
7
8

後仰
深呼吸法

伸展 身前線（胸鎖乳突肌、胸肌、腹直肌、股直肌、膈肌）。

作用 收縮小腹，擴胸增加肺活量、腰部柔軟度及腦供氧量，活化腦內細胞機能，延緩老化，預防駝背。

1 預備姿勢： 站姿，雙腳張開與肩同肩，彎腰 40 度左右，雙手自然下垂。

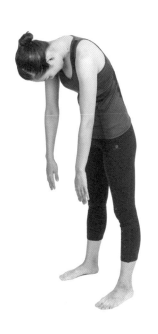

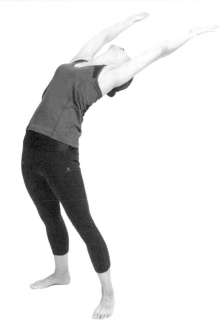

2 深吸氣時約 20 秒，雙手緩慢抬高頭後仰，上半身些微後傾極限為止。

3 慢慢吐氣約 20 秒，恢復到預備姿勢，重複動作 30 次以上。

注 吸氣與呼氣之要領：

1. 吸氣時，以鼻子緩慢吸入新鮮空氣，由鼻腔吸入經由胸腔至腹腔，使胸腔擴張及腹部鼓起，橫膈膜下降，此時肺部與腹腔吸滿氧氣，完成吸氣動作。

2. 呼氣時，微張口徐徐吐氣，宜長且慢不要中斷，將胸肺腹部之廢氣呼出，使肺及橫膈膜回彈，以利再度吸入新鮮氧氣。

跪姿伏地挺胸運動

| 伸展 | 鍛鍊上肢深屈肌群、上肢前後深淺筋膜。 |
| 作用 | 增強肌肉彈張力,增加肺活量。 |

1 **預備姿勢:跪姿**,雙膝與肩同寬,雙腿稍微後傾與地面呈 70 度,手臂伸直呈 90 度,雙掌貼地手指相對,不得低頭。

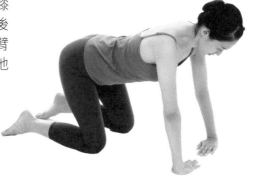

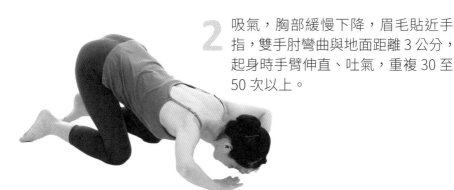

2 吸氣,胸部緩慢下降,眉毛貼近手指,雙手肘彎曲與地面距離 3 公分,起身時手臂伸直、吐氣,重複 30 至 50 次以上。

居家
主動運動
21式

上胸
俯跪法

伸展 胸大小肌、腹直肌，肱二頭肌，身前線及上肢
前後線筋膜。

作用 可緩解五十肩，矯正脊椎避免駝背。

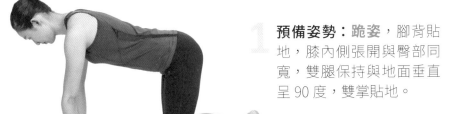

1 **預備姿勢：跪姿**，腳背貼
地，膝內側張開與臀部同
寬，雙腿保持與地面垂直
呈 90 度，雙掌貼地。

2 吸氣，彎腰側頭，
雙手向前伸直滑動
呈 180 度。

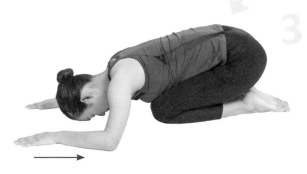

3 吐氣，胸部下降極
限，停留一分鐘以
上，收回時額頭貼
地，前臂縮回微彎
與臀部先後退，避
免受傷，重複 3 至
5 次。

跪
姿

181

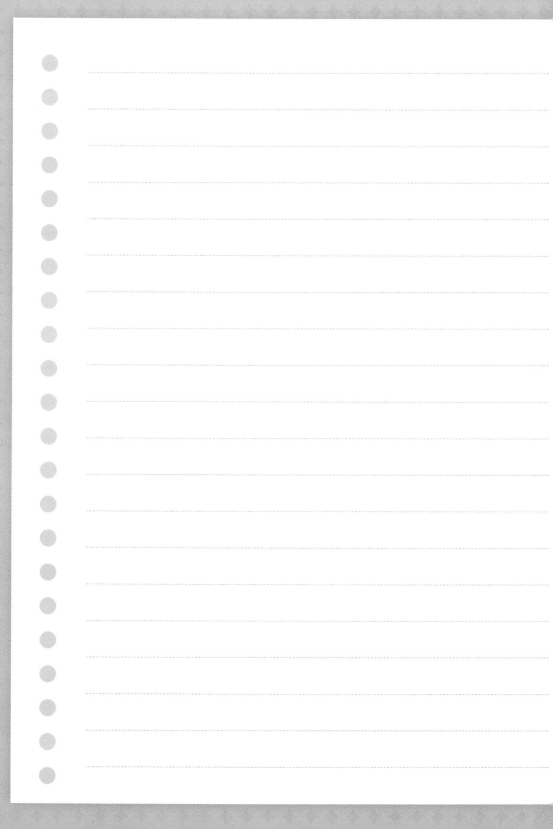

PART 06

肌筋膜系統

肌筋膜系統簡介

　　肌筋膜是貫穿於全身的一層嚴密細緻的結締組織，具有豐富的纖維母細胞、黏多醣與玻尿酸等重要分子。它包圍所有的肌肉、神經、血管、內分泌等系統，形成我們的體形，也提供身體支撐功能。肌筋膜由淺至深有數層，縱橫交錯，分別是淺筋膜、深筋膜和內臟筋膜，是保護全身及讓我們得以進行連貫性運動的重要系統。

結締組織（Connective Tissue）

人體的細胞有四大組織，包括：主要負責傳遞訊息的神經、負責收縮的肌肉、主要負責吸收營養及保護身體的上皮，與負責支持、連結、運輸和保護的結締組織。

這四大組織中，以結締組織占比最高，又細分為：疏鬆結締組織、緻密結締組織、軟骨結締組織、骨骼結締組織、淋巴結締組織和血液結締組織六種。

結締組織中有兩類特有的活性元素：細胞群和基質群。結締組織充滿了我們身體的每一部分，將我們的神經、血管、肌肉和器官連連結成一個網路，並固定內臟。可以說，我們的形體就是結締組織形成的。

肌筋膜系統主要可分成淺層肌筋膜和深層肌筋膜：

淺層肌筋膜 → 為皮下組織，位於皮膚正下方，脂肪含量占人體總脂肪的 50%。真皮的膠原纖維細小，在身體每個部位的走向不一。

深層肌筋膜 → 其結構是連續性的，位於表層肌筋膜的下方，反覆貫穿及連結肌肉群、肌肉周圍和肌束，這樣的結構使深層肌筋膜一層比一層深。在肌肉收縮時，深層肌筋膜可限制肌肉過度膨脹，但過度的限制會使肌肉受限，若肌筋膜發生沾黏會使肌肉無法發揮正常功能，一旦發生沾黏，必須用適當方法紓解，使其恢復正常運動。

肌筋膜裡的膠原纖維方向是順著拉力而行，所以具有很強的單向抗拉性。

肌筋膜的功能

1. 可提供結實的界線，增加肌力。
2. 使人體定型，內部結構可將人體適時整合，變換姿勢。
3. 建立包圍和疏導體液，預防感染擴大。
4. 人體一些分支交織縱橫網狀結構。
5. 含有結締組織纖維母細胞，可使再生重整，幫助修補肌腱、韌帶和疤痕組織。

筋膜是由膠原纖維以膠狀液體的形態所組成。胞外基質有兩種，分別是膠狀與溶液狀，當在膠狀體肌筋膜上按摩或

伸展，膠狀體會轉變為溶液狀，因肌筋膜的結構是屬於連續性的，所以可藉由放鬆深部肌筋膜和鬆解沾黏組織，使深淺肌筋膜放鬆，恢復原有功能。

肌筋膜激痛點

一塊肌肉過度且長時間拉長，收縮超載可能造成輕微傷害，肌筋膜過度使用、收縮、超載時，部分肌肉纖維因肌肉細胞膜斷裂而毀損，肌筋膜會因生理、物理學上的縮短，出現伴隨疼痛的防衛機制，導致失去柔軟度及彈張力，影響適當的關節活動。重複累積傷害會導致肌筋膜和毗鄰的結構更加脆弱，其激痛點可能是肌肉重複不斷遭受動作或姿勢造成的過度負荷壓力，形成功能性及結構性的不對稱而產生嚴重的後果。按揉後，潛伏的肌筋膜激痛點通常是安靜的，不會造成自發性疼痛，然而一旦被觸摸時會激發壓痛，若採用暫時性缺血加壓時，會產生轉移反射痛。除此之外，它妨礙肌肉的柔軟度，產生肌無力，也可能因加壓引起局部的反應。

潛伏的肌筋膜激痛點會隨著受傷而反覆牽連在數年後出現，若活躍的激痛點沒有及時紓緩，就會變成慢性或潛伏性疼痛。若沒排除真正致痛因子，仍有再度復發的可能。

肌筋膜放鬆意義

肌筋膜放鬆術，是指統合外來壓迫、牽引及扭轉，給予軟組織適當負荷之張力，放鬆軟組織僵硬勞損，調整已失衡的肌筋膜，使其恢復對稱平衡姿勢功能。以徒手進行肌筋膜按摩時，沿肌筋膜方向途徑施壓，控制力道強弱，來誘發出內在自發性收縮能量。

臨床效應包括：可放鬆僵硬痙攣肌肉、使虛弱的肌肉強健、消除水腫或減輕局部被動性充血、恢復甚至擴大關節活動。

三個力學點

根據身體骨架槓桿平衡原理，由三個內應力點交互作用所建構出來，分別是：支持點、施力點與阻力點。

集合全身各處關節的就是支持點，八條肌筋膜即是施力點，匯集各種變化姿勢角度產生迎面而來負荷重量的則是阻力點。

肌筋膜和骨骼肌之五大差異

骨骼肌具隨意性，可隨心所欲驅使活動，具有健壯強韌收縮彈張力。而筋膜將全身 646 塊骨骼肌一束一束的嚴密包圍分層排列組合，形成一體兩面密不可分的肌筋膜系統，再根據姿勢角度變化，將全身建構成八條力學軌道系統，其所涵蓋的組織內容物包括了皮膚、關節、韌帶、軟骨、滑囊、

肌腱、肌肉以及肌筋膜。而細胞的結構隸屬結締組織（連接作用），具有豐富膠原蛋白纖維及葡萄糖胺粘多糖，性質非常膠粘，如獲得適當伸展壓迫力之深刺激細胞接受此訊息，則即刻改變原來之固態膠狀體，成為軟液態膠狀體，此種特意活性生物之力學，也因此構成細胞受傷後之修復力，及消除粘黏疤痕組織之功能。

	一	二	三	四	五
	起止點	整合性	數目	傷害及恢復	效應
肌筋膜	全身性 由足趾經軀幹至頭頂或至上肢手指	如協奏曲 ①主動肌 ②協同肌 ③拮抗肌	涵蓋多關節及數塊或十餘塊肌肉不等	採標本指壓法尋出最關鍵問題點	● 目標正確 ● 穩定改善 ● 不留死角
骨骼肌	局部 一塊肌肉之兩端	主角 以主動肌為主	肌肉多數一個關節，少數兩個關節	只限局部的問題點	● 有明顯改善 ● 死角易復發

＊關於骨骼肌之詳細介紹，請參閱「Part 7 骨骼肌系統」。

肌筋膜的三層肌群結構

若把焦點集中到鍛鍊成功的八條肌筋膜上，其結構可區分三層：

分類	描 述	骨骼肌群		
淺層	以半穩定、靈巧、耗氧易疲勞痠痛為主要表現。此軌道臨床最常見問題占 60% 以上	● 胸大肌 ● 斜方肌 ● 臀大肌 ● 膕繩肌（半腱、半膜、股二頭肌）	● 腹直肌 ● 胸鎖乳突肌 ● 肩旋袖四肌	● 背闊肌 ● 頭夾肌 ● 腓腸肌
中層	位居上、下層之間	● 胸腰筋膜 ● 腹內斜肌 ● 大小菱形肌	● 斜角肌 ● 腹外斜肌 ● 提肩胛肌	● 腰方肌 ● 前鋸肌
深層	以穩定擺姿慢動、耐勞、僵硬為其主要表現	● 迴旋肌 ● 腹橫肌 ● 梨狀肌 ● 比目魚肌 ● 腕屈肌群 ● 咀嚼肌	● 多裂肌 ● 骨盆底肌 ● 髂腰肌 ● 肱二頭肌 ● 胸小肌 ● 枕下四小肌	● 半棘肌 ● 橫膈肌 ● 臀小肌 ● 肱三頭肌 ● 頸前屈肌

八大肌筋膜軌道線排列

01

身前線

共 10 塊肌肉

● 肌筋膜系統

1. 五趾伸肌
2. 外踝支持韌帶
3. 脛前肌
4. 股直肌
5. 腹股溝韌帶
6. 腹直肌
7. 胸大肌
8. 胸小肌
9. 胸骨肌
10. 胸鎖乳突肌

止 耳後乳突

起 足掌背五趾頭

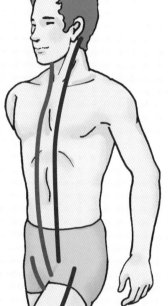

- 功能

  1. 防止後傾跌倒，與身後線相互拮抗，維持脊柱直立。
  2. 軀幹彎腰，仰臥起坐。
  3. 頭頸向前屈曲。

- 損傷特徵

  1. **髂前上下棘症候群**

     a. 彎腰駝背

     b. 胸悶、情志不穩

     c. 膝無力、疼痛

     d. 腸胃問題

     e. 臀部疼痛（臀中／小肌為髖內旋肌，梨狀肌為髖外旋肌，髂腰肌、股直肌、闊筋膜張肌以及縫匠肌為髖前屈肌群）

  2. **胸鎖乳突肌症候群**

     a. 頸項痠痛

     b. 肩胛痠痛

     c. 頭痛

     d. 胸鎖乳突肌腫大

     e. 胸鎖乳突肌僵硬

     f. 胸悶、緊張壓力

  3. **脛前肌區間隔壓迫症（腫脹痛）**

     a. 足背腫脹

     b. 足弓崩塌扁平

     c. 大拇趾外翻

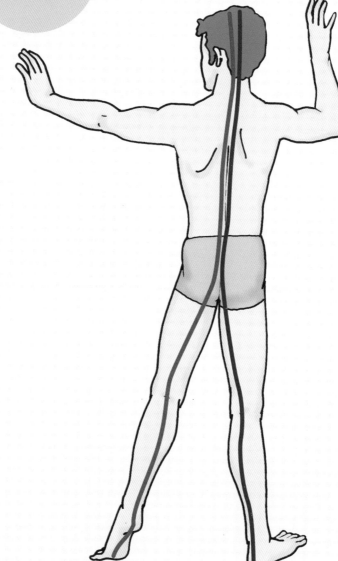

身後線

共 14 塊肌肉

止 額頭顱骨眶上緣

起 足掌心五趾頭趾腹

● 肌筋膜系統

1. 足底屈肌群

2. 足底方肌

3. 阿基里足跟腱

4. 小腿後三頭肌（腓腸內外頭肌、比目魚）

5. 膕繩肌（股二頭肌、半腱、半膜）

6. 骶結韌帶

7. 胸腰筋膜

8. 豎脊肌（淺層：棘肌、最長肌、髂肋肌；深層：迴旋肌、多裂肌、半棘肌）

9. 背闊肌

10. 斜方肌

11. 大小菱形肌

12. 頭、頸夾肌

13. 枕下四小肌（頭後小直肌、頭後大直肌、頭後上斜肌、頭後下斜肌）

14. 僧帽肌

● 功能

1. 防止脊柱前傾跌倒，與身前線相互拮抗，維持人體垂直於地面 90 度站立之平衡。

2. 日常活動負擔全身 70% 力量，為八條軌道中最容易勞損的背線筋膜。

● 損傷特徵

1. 頸、肩綜合症

a. 頭頂心痛

b. 頭後枕下僵硬

c. 肩膀痠痛、頸部肌群拉傷無法旋轉（落枕）

d. 大小菱形肌使用過頻勞損，肩胛內側緣掌控所有通往手臂功能線樞紐角色，影響呼吸及頸肩胸前後反應不適症

2. 髂後上棘症候群

a. 骨盆前傾（因行走高低不平路面、穿高跟鞋跌撞摔傷、肥胖腹大；深陷座椅過久）。

b. 骶髂關節拉傷（如骶骨撞傷走位），沿著髂後上棘凹縫區為劇痛點。

c. 腰痠背痛（長期坐姿不良、久坐、肌肉僵直急性扭傷、因撞擊外傷。例：抱重物旋轉、運動缺乏熱身或過度長期彎腰、姿勢不良慢性損傷，如退化症、缺乏活動、過度肥胖、骨質增生粘黏）。

3. 退化性膝關節炎

    a. 外傷史：股二頭肌拉傷、長期蹲坐過久、膕肌勞損（劈腿過度）、後十字韌帶損傷（下樓梯痠痛無力）。

4. 小腿後深層壓迫症（腫脹痛）

    a. 足趾麻木。

    b. 足底筋膜炎。

    c. 足底橫弓韌帶結節疼痛。

    d. 阿基里跟腱炎。

    e. 足底小腿肚偏內緣痙攣症（輕者自癒，重則就醫）。

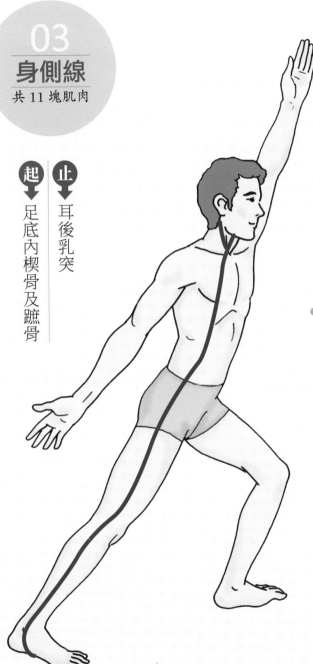

03

身側線

共 11 塊肌肉

起 足底內楔骨及蹠骨

止 耳後乳突

● 肌筋膜系統

1. 腓骨長肌
2. 闊筋膜張肌
3. 臀大、中、小肌
4. 腰方肌
5. 腹內斜肌
6. 腹外斜肌
7. 前鋸肌
8. 斜角肌
9. 提肩胛肌
10. 頭夾肌
11. 胸鎖乳突肌

- 功能

  1. 串聯身前線及身後線，形成交互全身協調整體運作。

  2. 維持骨盆及肩膀左右水平，防止雙側傾斜不平衡。

- 損傷特徵

  1. 腋下脇脅脹滿不適

  2. 臀中肌無力症

  a. 健側骨盆下傾與水平線成斜角，及股內收肌緊張無法外展。

  b. 患側腰方肌 & 闊筋膜張肌僵硬，代償性緊張症。

  c. 腰臀肌群與前後肌筋膜功能障礙（如舞蹈、運動、長期旋腰抱重物過頻者）。

  d. 臀小肌攣縮：凡一切髖關節內旋，臀小肌是最主要之主動肌，結構上肌肉微小且負巨大重任，難免勞損而不自知，非專業難以察覺，可稱為下之樞紐。一旦臀小肌放鬆，恢復功能，即可挺身邁步前進。

  e. 外踝扭傷：嚴重紅腫熱痛時，先冰敷再經 X 光判讀，如無骨折、韌帶肌腱撕裂損傷，才能接受調整。如輕微關節移位，必先矯正。腓骨長、短肌遠近端均放鬆。沿局部結構腓距前、後韌帶與腓跟韌帶方向輕微伸展。

04
螺旋線
共 12 塊肌肉，
上下左右前後
圍繞一圈

止 同側耳後乳突（頭夾肌）

起 一側耳後乳突（頭夾肌）

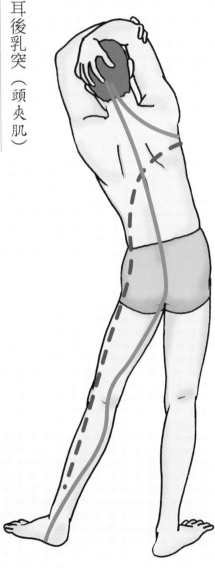

● 肌筋膜系統

左			右		
前	側	後	前	側	後
					1. 頭夾肌
		2. 大小菱形肌			12. 頭最長肌
		3. 前鋸肌			11. 豎脊肌
4. 腹外斜肌			5. 腹內斜肌	6. 闊筋膜張肌	
			7. 脛前肌	8. 腓骨長肌	
					10. 胸腰筋膜
					9. 股二頭肌

● 功能

1. 負責全身左右旋轉
2. 充分展現 4 度空間立體對角斜線方向力量

註／

4 度空間指：1 度為同一平面之正角點，2 度為同一平面上，另端對角點，3 度為立體（長 × 寬 × 高），4 度為立體中斜對角線

● 損傷特徵

1. 脊柱旋轉變形症候群

　　a. 高低肩：長期不良工作運動，如同時單手升高且另手下降提重物，包括螺旋扭轉（例油漆工、水泥匠）。

　　b. 肩關節損傷：打球、投球其他有關運動。

　　c. 骨盆扭轉不正：左右、上下、前後扭轉傾斜不平衡，骶髂關節外傷傾斜角。

　　d. 長短腳：骶髂關節外傷，及骨盆左右高低傾斜嚴重者。

　　e. 內外八字形腳：臀中小肌攣縮成內八字，梨狀肌、內外閉孔肌、上下孖肌及股方肌攣縮成外八字形。

　　f. 脊柱 S 形側彎：在側傾旋彎五度內對人體不會造成影響。

2. 頸椎

　　a. 斜頸：頸椎左右肌群不平衡在小面關節（橫突上下）亞錯位不自主扭動。

　　b. 頸椎僵硬退化，無法左右前後旋轉：毗鄰脊柱周圍有關肌群，如枕下四小肌、半棘肌、頭頸夾肌、斜方肌、提肩胛肌及大小菱形肌。

3. 腰椎

　　a. 急性扭傷：- 棘突間或橫突間韌帶扭傷。

　　　　　　　　 - 腰椎肌群扭傷：如半棘肌、背闊肌、腰
　　　　　　　　　 方肌、豎脊肌，以及胸腰筋膜。

　　　　　　　　 - 腰椎過度前傾：如愛穿高跟鞋，偏斜不
　　　　　　　　　 良姿勢，拾物或抱重物導致髂腰肌攣縮
　　　　　　　　　 （腳無法伸直）。

　　b. 腰痠背痛：長期深陷座椅內，經常彎腰、不平衡站立
　　　 過久。

4. 下肢

　　a. 股二頭肌拉傷（膝無法伸直，無法站立行動），激痛
　　　 點在股二頭肌位居大腿後外側下 1/3 及膝膕窩處為其
　　　 重點。

　　b. 闊筋膜張肌腱拉傷。

　　c. 膝關節退化。

　　d. 內外踝扭傷（行走於高低路面，失足造成外翻或內翻
　　　 扭傷）。

　　e. 足底三弓（內、外縱及橫弓）超載塌崩，行動不利。

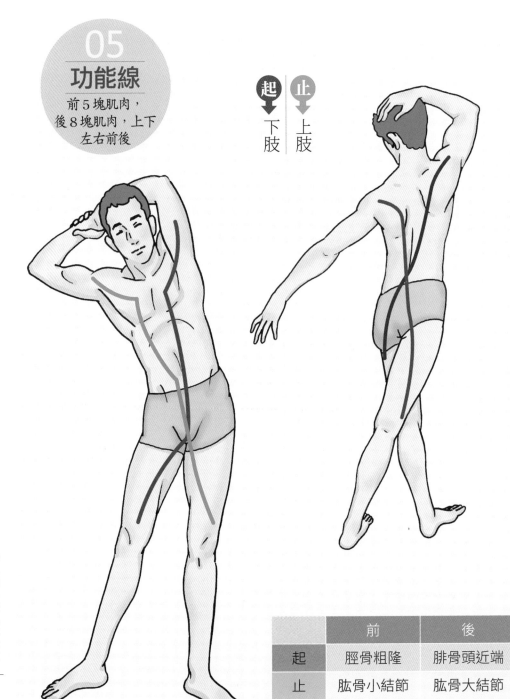

05 功能線

前5塊肌肉，
後8塊肌肉，上下
左右前後

起 下肢

止 上肢

	前	後
起	脛骨粗隆	腓骨頭近端
止	肱骨小結節	肱骨大結節

● 肌筋膜系統

	左		右	
	後	前	後	前
下肢	**a. 股二頭肌（短頭）** **b. 股內收長肌** 3. 股二頭肌 4. 臀大肌 5. 骶結韌帶	1. 髕下韌帶 2. 股四頭肌（外側頭）		
軀幹			6. 胸腰筋膜 7. 背闊肌	**c. 腹直肌** **d. 胸大肌**
上肢			8. 肩旋袖四肌	**e. 肩旋袖四肌**

註／肩旋袖四肌、崗上肌、崗下肌、小圓肌、肩胛下肌。

● 功能

飛舞四肢大動作，投籃球、打棒球、撐竿跳、跳遠、踢足球、打排球、高難度舞者、創造藝術、特技表演以及馬拉松賽跑等。

● 損傷特徵

1. 頸肩拉傷
2. 肩關節周圍炎（五十肩）
3. 肘腕損傷
4. 腰痠

5. 背痛
6. 骶髂髖關節跌撞傷
7. 膝痛
8. 踝扭傷

06
核內中心線
位居最內深層，
共 12 塊肌肉

肌筋膜系統

1. 脛骨後肌
2. 拇 & 趾長屈肌
3. 內收大肌
4. 骨盆底肌
5. 髂腰肌
6. 腰方肌
7. 脊柱前後縱韌帶
8. 橫隔膜
9. 心包膜
10. 斜角肌
11. 舌骨上下肌群
12. 咀嚼肌群（顳肌、咬肌、翼外肌及翼內肌）

功能

1. 呼吸供氣、基礎代謝、心肺功能。
2. 防止內臟下垂、消化、生殖、泌尿。
3. 上有大腦簾兼小腦天幕，中有橫隔膜，下有骨盆內底肌，形成呼吸共同震盪韻律上下起伏，脊髓液體脈衝促進內臟蠕動之效應：計有淋巴、血管、神經、腦脊髓液以及有關諸細胞之活化循環，排除發炎中毒症。
4. 調整神經內分泌失調。

- 損傷特徵
  ### 1. 顳肌壓力緊張
  a. 工作壓力。

  b. 情緒波動。

  c. 偏頭痛。

  d. 腦缺氧（反應遲鈍）。

  ### 2. 呼吸困窘症
  a. 胸悶呼吸淺。

  b. 腦心肺缺氧。

  c. 全身無力。

  d. 彎腰駝背。

  ### 3. 內臟下垂
  a. 胃下垂。

  b. 疝氣。

  c. 子宮下垂。

  d. 尿失禁。

  e. 腸鳴脹氣。

  f. 腸粘黏。

4. 腰痠背痛

    a. 髂腰肌痙攣：彎腰駝背行動受限。

    b. 腰方肌痙攣：骨盆左右高低傾斜造成長短腳。

    c. 股內收肌群痙攣：髖外展受限，屈伸不利，腹股溝明顯激痛。

    d. 鵝掌腱周圍痠痛：脛後肌及鵝掌腱囊直接重疊牽連，為一體交互影響（縫匠肌、股薄肌、半腱肌）三肌起止點共同處。

    e. 跟腱炎：脛後肌勞損無力，足底三弓塌陷形成炎症。

上肢前線共 20 塊	
淺	深
8	12

起 → 淺起點→鎖骨、胸前肋骨

止 → 淺止點→指腹

起 → 深起點→喙突、胸前肋骨

止 → 深止點→大魚際肌

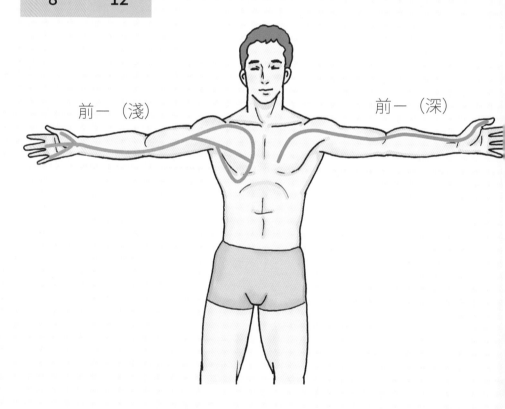

前一（淺）　　　　　　　　　　　　　　　　前一（深）

● 肌筋膜系統

	淺層	深層
前線	a. 胸大肌 b. 肱骨深筋膜 c. 旋前圓肌 d. 掌長肌 e. 尺側腕屈肌 f. 橈側腕屈肌 g. 旋前方肌 h. 指淺屈肌	1. 胸小肌 2. 肱二頭肌 3. 喙肱肌 4. 肱肌 5. 橈側骨間深筋膜 6. 腕屈肌總腱 7. 旋後肌 8. 指深屈肌 9. 拇長屈肌 10. 拇外展肌 11. 拇內收肌 12. 拇對掌肌

● 功能

1. 雙手萬能，創造發明。

2. 神經末梢特別敏感豐富，在手指與指甲根周圍。

3. 本體感覺有深淺之分，深感覺神經反射誘發肌肉運動功能，淺感覺則為表皮麻、痛、冷、熱、癢等異樣及磨擦感。

4. 生活起居必須依賴雙手完成任務。

5. 大動作：粗重、繁雜藝術表演動作、高難度、防衛及手語、綜合螺旋。

6. 小動作：精細靈巧、手術。

7. 分解動作：前屈、旋轉、上提、下壓、前推、內收、握抓等，變化多端。

● 損傷特徵

1. 肩關節周圍勞損（五十肩）

   a. 80% 崗上肌肌腱炎位居大小結節間溝，連結肱二頭肌長頭腱鞘囊撕裂，急性發作期滑液滲出，粘黏紅腫熱痛。

   b. 其他：嚴重者受其牽累，造成有關軟組織肌筋膜一系列粘黏，如三角肌、崗下肌滑囊、肩胛下肌、崗下肌、小圓肌、大圓肌等。

2. 胸廓出口症：肌肉僵硬緊繃出口狹窄，胸小肌腱連接喙突下，壓迫臂叢神經及血液通道，反射痛由胸至上肢屈肌群引起麻木。

3. **肱骨內上髁勞損**：腕總區肌腱損傷。

4. **旋前圓肌損傷**：旋前動作過度頻繁，如鎖螺絲、炒菜等。

5. **腕隧道症後群**：遠端（橈骨莖突）橈側腕伸肌周圍勞損，腕關節過頻而勞損（如打字及屈伸過度等）。

6. **腕關節**：急性扭傷、姿勢不良、暴力動作、或跌倒時掌根支撐而扭傷。

上肢後線
共 19 塊肌肉

上肢後線共 19 塊	
淺	深
8	11

起 ➤ 淺起點→第一頸棘突

止 ➤ 淺止點→指背

起 ➤ 深起點→側枕及第一頸椎橫突

止 ➤ 深止點→小魚際肌

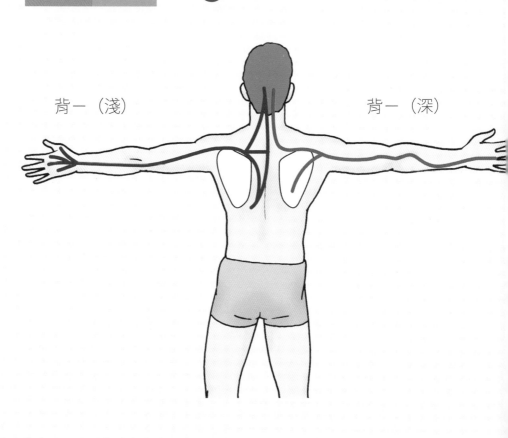

背一（淺）　　　　　　　　　　背一（深）

- 肌筋膜系統

	淺層	深層
後線	a. 斜方肌 b. 三角肌 c. 橈側腕長伸肌 d. 橈側腕短伸肌 e. 尺側腕伸肌 f. 拇伸肌 g. 拇外展肌 h. 指伸肌	1. 頭側小直肌 2. 提肩胛肌 3. 大小菱形肌 4. 肩旋袖四肌 5. 肱三頭肌 6. 尺側深筋膜 7. 腕伸肌總腱 8. 肘肌 9. 旋後肌 10. 小指屈肌 11. 小指對掌肌 12. 小指外展肌

- 功能

  1. 肩後伸。
  2. 肩外展。
  3. 伸肘、腕及指。
  4. 拮抗屈肌群。

- 損傷特徵

  1. **肩周圍炎**：三角肌崗下滑囊炎牽連肱三頭肌之長頭和外
     側頭縫隙痛。

2. 肱三頭肌內側頭炎，近肘尖激痛。

3. 肱骨外上髁炎：腕伸肌總腱炎（網球肘）。

4. 旋後肌症後群：動作過頻勞損。

5. 橈側腕伸肌炎：遠端（橈骨徑突）橈側伸腕肌周圍炎、腕關節使用過頻扭傷、打字。

PART 07

骨骼肌
系統

人體的肌肉系統

人體全身左右兩側的肌肉共有 646 條，其中較常大規模活動者只有 150 條，單側不超過 75 條。肌肉可分為骨骼肌、心肌、平滑肌三種，肌肉透過收縮而產生運動，其中占最大比例的是骨骼肌，它是唯一可受意識控制而自主收縮的肌肉。

骨骼肌多半分布在四肢及軀幹，因為人類不同於動物以四肢移動，而是採用垂直地面的姿勢，用細長雙腳穩定行動並保持平衡。為了屹立不搖之需要，因此力基源頭「下肢」多是粗壯穩定的肌肉，再來才是上身、頭和上肢。例如：全身最粗壯的大塊肌肉就是股四頭肌，位居大腿正前方；另有最長肌肉在大腿內側面之縫匠肌（1/2 米），所以相對來說，上肢因肌肉穩定性較不足，關節較易拉傷，嚴重者易有脫臼危險。

肌肉收縮的生理結構

一般來說，一條肌肉擁有數千個細微的「肌原纖維」，而一條 1 公分長的肌原纖維則有 5,000 個「肌小節」，是肌肉收縮的最小單位。肌小節直徑約 100 微米 (μm)，其收縮能力最大可達 70%，只剩下 30% 原有長度。

肌小節乃由 1,500 條粗凝蛋白（粗肌絲）及 3,000 條肌

動蛋白（細肌絲）所組成，他們彼此以極為規則的相互交錯平行重疊排列；而粗絲則被較多數量的細絲團團圍住，彼此還預留足夠空隙，以利進行相互滑行，達到收縮任務。

彼此重疊區塊稱為「暗帶」，沒有重疊到的區塊則被稱為「明帶」。暗帶變長表示重疊加深，即為肌肉收縮期；明帶變長則表示重疊變淺，即為肌肉放鬆期。由縱向角度看，有重疊區明暗交錯的橫向紋路線則是「橫紋肌」。

肌小節兩端是節與節由單獨細肌絲相連，附合處被稱為 Z 線，當介於 Z 線中間處，有粗肌絲被安排其間，而粗肌絲之正中心為 M 線，定為恆靜中心點。有特異功能的細肌絲群們，便會雙向由 Z 端分別朝向粗線之恆靜中心點循序推進。

實際上肌收縮長度是決定在粗細絲彼此被滑進重疊深度之多少，粗細肌絲本身之長短絲毫沒改變過。

當神經衝動肌肉之鈣庫大量釋放 100 倍鈣離子出來，經過粗肌凝蛋白絲和細肌動蛋白絲特異功能結合，消耗已儲存待用之 ATP（三磷酸腺苷）能源。

開始起動粗肌凝蛋白絲橫橋臂急速升起 90 度仰角，因而緊密鍵結到細肌動蛋白絲之肌鈣蛋白定位區，由於此蛋白分子具備精巧生化作用推力，而使用粗線之橫橋臂自動重複，不停產生揮臂作用，因而將細肌動蛋白絲強力牽拉扣

緊，經由其細絲頭尾兩端 Z 線，以相向面對面的拼命推進，最後達到深入重疊暗區為止。

肌肉收縮產能原理

人體無法直接利用食物充當能量，必須經過有如能源發電廠的細胞轉換，細胞中的粒線體可利用呼吸，燃燒分解營養中之氫離子，產生濃度高低勢差，以便發動粒線體內膜中之 ATP 合成酶，有如水車之軸旋轉，供人體攝入。原本就大量儲存在體內的酵素 ADP（二磷酸腺苷）及 PI（磷酸基），經氧化磷酸化，觸發這兩個分子，迅速合成產出 ATP。

ATP 是肌原纖維將化學能轉變為纖維擺動的機械能，肌收縮要消耗 ATP，故 ATP 是已充滿電源之電池，而 ADP 則是已消耗殆盡之空電池，必須繼續充電。

運動和深度腹部呼吸之所以可增加肌力，是因為運動會消耗能量而令細胞感受到飢餓狀態。人體因應之道就是啟動核內 DNA 迅速合成，複製更多粒線體，製造 ATP。但如果劇烈不當運動，又缺乏空氣、水、營養補給以及適當休息，讓粒線體 DNA 受傷耗損，嚴重會影響生命。

受傷細胞會大量產生有毒之活性氧氣，洩漏到粒線體自身細胞中的蛋白質分子，然後攻擊細胞 DNA。受傷後的蛋白質分子功能下降甚至喪失，本應該擔任保護的抗氧化物

質，如超氧化物歧化酶（SOD）、過氧化氫酶、輔酶（Q10）、類脂酸（硫辛酸，Lipoic）等未起到保護作用。粒線體釋放細胞色素 C 和半胱天冬酶（Caspases），把細胞蛋白質分解成細碎片，包括橫紋肌溶解，細胞於是死亡。

與肌肉有關之神經纖維

1. **肌梭**：由中樞神經綜合分析、調控肌收縮緊張之長度。

2. **高爾基腱器**：調控肌腱耐受度，防止撕裂崩裂。

3. **交感神經**：調控血管內血液之營養供給，集中到心、腦、四肢（消化道除外）。

4. **副交感神經**：調控血管內血液之營養供給，集中到胃腸、消化道（心腦除外）。

5. **肌之血管**：增加或減少毛細血管括約肌之開放或關閉，直接受交感神經興奮所影響（調控）支配之神經緊張收縮。

骨骼肌的命名來源

骨骼肌的命名方式，約可區分成以下方向：

1. **外觀形狀**：如三角肌、菱形肌、背闊肌、眼輪匝肌。

2. **起止數量**：如肱三頭肌、髂腰肌、股四頭肌。

3. **方向排列**：如腹內外斜肌、斜方肌、肩胛下肌。

4. **所在部位**：如臀中肌、內收肌、豎脊肌、胸大小肌。

5. **環境較複雜**：如胸鎖乳突肌、肱橈肌、腰方肌。

6. **功能指標**：如前腕屈肌群、旋後肌、括約肌、提肩胛肌。

三種功能各異的肌肉

骨骼肌要發揮功能，有賴於主動肌、協同肌及拮抗肌的共同運作：

主動肌	協同肌	拮抗肌
針對特定關節運動，完成各種動作，引領人體朝向一定目標移動的肌肉。	協助主動肌收縮，排除不利於移動方向之阻礙的肌肉。	與主動肌反方向活動，配合主動肌放鬆與伸長。

各種肌收縮機制

1. 等長收縮

當動作時，肌肉長度不變，人體僅能維持其固定姿勢，例如靠牆深蹲、平板式、倒立等。

人類站立時垂直地面 90 度，從頭到腳為縱軸方向，其四周受四層肌群團團圍住。此時肌筋膜長期受力負荷，自然形成高張生物機械槓桿式束縛應力，即產生所謂攣縮僵硬生理損傷。在此佈滿肌梭和高爾基腱器神經反射最密集之背脊部位，如能給予適當按摩、伸展或扭旋，則可坐收放鬆肌肉、紓解僵硬之效應，而將被拉扯緊張之肌肉，重新拉回到放鬆休息之正常長度上，那麼當恢復肌力時，就仍可保持原有的完善功能。

日常可以利用兩個簡單姿勢伸展：

a. 雙腳站立，深呼吸，雙手抬高，背屈伸懶腰。

b. 雙手伸直，掌心向外推擠，可變化任何方向。

2. 等張收縮

肌肉收縮在安全適應範圍內產生張力始終不變，但移動姿勢會變化角度。可分為向心收縮及離心收縮兩種。

A. 向心收縮

代表肌肉收縮力大於外在負荷重量。抗地心引力，關節角度變小，張力逐漸加深，肌肉變短。如上樓梯時，股四頭肌收縮令膝蓋伸直，為非常吃力且消耗能源的狀態。

B. 離心收縮

代表肌肉收縮力小於外在負荷重量。順地心引力，關節

角度變大，張力逐漸遞減，肌肉逐漸放鬆變長。如下樓梯時，股四頭肌慢慢被拉長。膝蓋之肌力鍛鍊時，如採伸展運動以逐漸遞減放鬆（不能立刻全放鬆），需仍維持部分相當張力，否則容易跌倒不穩。

臨床發現，順地心引力收縮，使肌肉、肌筋膜曲線修長美麗；而抗地心重力運動之收縮，使肌肉體型粗壯結實或外觀過度突起走樣。

臨床應用：在任何勞損肌肉的激痛點上，給予定點按壓，或輕揉輕微滑移，可使肌肉產生等長收縮作用，恢復原有張力。

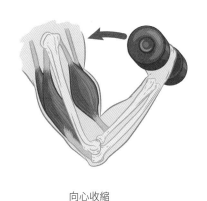

向心收縮

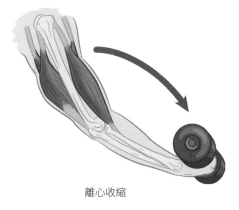

離心收縮

3. 強直收縮（肌肉持續性收縮）

等長和等張收縮不停重複交互刺激，令肌肉無法放鬆，持續長時收縮，直到 ATP 能源耗損供應不足為止，當完全疲勞後才放鬆肌力。ATP 為三磷酸腺苷，肌細胞內粒線體具有有氧燃燒供能之能力，訓練肌力時有賴此能源之不斷供應。但過度不當使力時，需善辨遭遇阻力因素，並立刻停止強直收縮，避免過度耗盡 ATP 能源，加深惡化造成損傷。

按摩對骨骼肌的好處

1. 使肌肉橫段厚度及張力彈性增加，防止肌肉萎縮變小無力。
2. 使肌肉之毛細血管擴大，充分打開口徑改善血液循環、動靜脈及淋巴體循環。
3. 因摩擦產熱，可消耗熱量能源，避免脂肪堆積；而能源來自細胞粒線體有氧燃燒糖和脂肪，故可促進新陳代謝，達到消脂、肌肉彈力升高之效應。
4. 細胞受膠溶作用會重新排列整合膠原蛋白，有利肌纖維修復，減少疤痕纖維化及沾黏，故可消除皺紋、恢復皮膚紅潤光滑好氣色。
5. 如持之以恆，可活化細胞，有益健康長壽。

骨骼肌生物力學機轉

一、軀幹

1. 頭頸肌群

骨骼肌 枕下四小肌、頭半棘肌、斜方肌、頭及頸夾肌、斜角肌、提肩胛肌、胸鎖乳突肌、顳肌

損傷原因
- 長時間低頭，如電腦文書工作者、低頭族
- 長時間仰頭，如油漆匠、水泥匠
- 長時間側頭傾斜、注目，如小提琴手
- 肌張力不全，或因遺傳、腦部損傷等因素導致之斜頸，如頭部水平扭轉、歪向人則、向上或向下彎曲
- 急性拉傷，如：落枕

注
- 下巴無法貼近胸前，表示頸後肌群僵硬
- 頭頸無法向左右旋轉 90 度時，表示對側肌僵硬
- 抬頭困難，表示胸鎖乳突肌縮短

激痛點 為各肌肉起止點：
- **低頭**：枕下四小肌、頭半棘肌、頸後肌群
- **仰頭**：胸鎖乳突肌、斜角肌
- **斜旋**：頭及頸夾肌、提肩胛肌、大小菱形肌、斜方肌、胸鎖乳突肌、頭半棘肌
- **頭痛**：枕下四小肌、顳肌、大小菱形肌、僧帽肌、頸後肌群

健康的
頭頸
姿勢

(1) 低頭時下巴可碰到
前胸 / 鎖骨

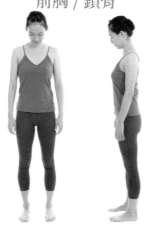

(2) 仰頭 30 度

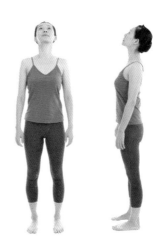

(3) 臉朝左右看 90 度

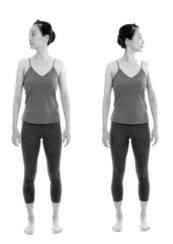

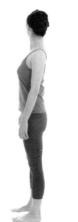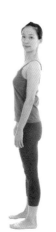

2. 上背肩胛

- **深層**：大小菱形肌、胸段半棘肌
- **中層**：提肩胛肌、豎脊肌、斜方肌、枕下四小肌

損傷原因
- 長期坐姿過久，導致勞損，如辦公室人員
- 手臂騰空過久，揮手重複動作過勞，如畫家、油漆工
- 急性拉傷，例如因受驚嚇而快速轉頭、突然打噴嚏、搭公車手握吊環遇緊急煞車、落枕等導致

激痛點
- 上背痛，痼疾痛，反射到胸前鎖骨下緣對應點，造成呼吸困難
- 大多集中在棘突旁胸椎 2 至 4 節，大小菱形肌有索狀纖維化
- 沿肩胛骨內側緣有腫脹僵硬、結塊特別痠痛
- 第 2、3 肋，由近端肋軟骨與胸骨體相間凹陷處
- 由鎖骨近端到遠端下緣及喙突外側下緣

3. 下背

- **胸段深層**：迴旋肌、多裂肌、半棘肌、下後鋸肌、深層胸腰筋膜
- **胸段淺層**：豎脊肌（棘肌、最長肌、髂肋肌）、背闊肌

損傷原因

· 手臂固定騰空過久，如：牙醫、畫家

· 急性拉傷，如瞬間過度扭轉或提重物

· 站或坐姿過久，導致肌筋膜僵硬，如低頭族

激痛點

集中在第 10 肋，肩胛內緣下角，距棘突約 8 公分左右上下（背闊肌及髂肋肌之間）

4. 腰部

沿腰四周排列之肌筋膜的核心肌群，總計 13 條肌肉：腹內斜肌、腹外斜肌、迴旋肌、多裂肌、半脊肌、豎脊肌、最長肌、髂肋肌、腰方肌、腰大肌、背闊肌、腹直肌、腹橫肌；而展現之肌筋膜則有 5 條：身前線、身後線、身側線、功能線及螺旋線。

腰部各活動角度及有關核心肌群如下：

(1) 腰前屈曲彎身 50 度角，核心肌群有 5 條：

· 腹直肌、腹外斜肌、腹內斜肌、腹橫肌及腰大肌。

(2) 腰後仰 15 度角，活動肌群計 10 條：

· **腰背淺層豎脊肌：**棘肌、最長肌、髂肋肌。

· **深層肌：**迴旋肌、多裂肌、半棘肌、棘間肌、橫突間肌、腰大肌及腰方肌。

(3) 腰單側傾彎曲 20 度角，活動肌群有 13 條：

腹部核心四肌、深與淺豎脊肌 6 條、橫突間肌、腰方肌、髂腰肌。

(4) 腰單側旋轉 5 度角，活動肌群計 9 條：

‧ 對側之腹外斜肌、腹內斜肌、淺層豎脊肌 3 條、對側深層豎脊肌 3 條及 9 對側腰大肌。

(5) 轉身旋腰：

‧ 對側之腹外斜肌、腹內斜肌、淺層豎脊肌、對側深層豎脊肌 3 條及 9 對側腰大肌、背闊肌。

(6) 彎腰下蹲抱重物，起身抬舉需 22 條肌肉：

‧ 腹部核心四肌、深與淺豎脊肌 6 條、背闊肌、棘上韌帶、臀大中小肌、膕繩肌 3 條、小腿三頭肌 3 條、股四頭肌。

以上姿勢，只要其中一、二條肌肉受損或僵硬，就無法做出正常動作。

注

腰部關節主控區軀幹特異結構，下接腰椎骨盆，上接胸椎，特點如下：

● L1 － L5 共 5 椎，每椎的旋轉角度皆有限制，共只能轉身旋轉 5 度角

● 前屈 50 度角，有利彎身撿物

● 若側傾 20 度角，則彎身前屈大幅減少

● 第五腰椎下椎間盤為全身最大受力，如上身持物 10 公斤，椎間盤集中受力可達 28 倍，亦即可承受 280 公斤動壓力，但也是最脆弱的承受點

損傷原因

(1) 姿勢不良急性扭傷：
- ·瞬間旋轉角度過大，或伸手距離過長
- ·提重物姿勢不穩，勉強角度扭轉，嚴重拉傷
- ·瞬間彎腰拾地上物
- ·晨間起床翻身過速扭傷

(2) 慢性勞損：
- ·退化性關節炎
- ·久坐低頭的辦公族，尤其坐軟沙發或睡床過軟深陷
- ·長期彎腰（按摩業從業人員、農夫）

注

- 如無法向左後或右後側旋腰，單側斜視，表示螺旋線旋腰肌群（腰方肌、髂腰肌、豎脊肌、半棘肌、臀大小肌）僵硬
- 腰無法後仰，表示 L4 和 L5 腰椎軟骨鈣化，牽累骶腰軟組織沾黏，髂後上棘激痛，其後仰之拮抗肌群（即屈髖肌群）的髂腰肌縮短

激痛點

- ·**髂後上棘**：位居第四、五腰椎棘突旁下及骶髂關節起點凹陷處，臨床上被稱為「頑固痛點」
- ·**髂棘上緣**（腰方肌、胸腰筋膜、腹橫肌、腹內斜肌、臀大、中、小肌及背闊肌）
- ·第二腰椎棘突旁 6 公分左右上下尖銳硬塊或索狀物（腰方肌起止點）
- ·髂腰肌起止點（腰椎及髂窩、股骨小轉子）

(1) 前彎 50 度（指尖可觸地）

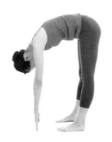

(2) 後仰 35 度

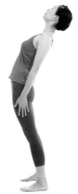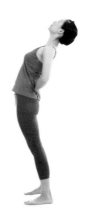

(3) 側傾 20 度　　　　(4) 旋轉 5 度

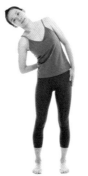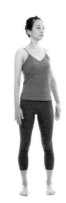

二、下肢及骶髂關節區

1. 髖關節

- **前屈**：髂腰肌、股直肌、闊筋膜張肌、縫匠肌。
- **後伸**：膕繩肌（半腱肌、半膜肌、股二頭肌）、內收大肌（縱束）、臀大肌。
- **外展**：臀中肌、闊筋膜張肌。
- **內收**：恥骨肌、內收短肌、內收長肌、內收大肌、股薄肌。
- **內旋**：臀小肌、臀中肌、縫匠肌。
- **外旋**：梨狀肌、閉孔內外肌、股方肌。

損傷
原因

- 骶髂關節有撞傷跌損史，骨盆前傾髂骨偏斜，骶髂關節連接凹縫擴大，引起髂窩內股骨頭頸旋後往上翹，屈髖肌群緊張短縮，造成該側短腳。
- 不良習慣（好靜不動）使肌肉體積量縮小，同時肌耐力亦相對降低無力，關節僵硬、柔軟度降低。
- 髖內收肌肉過度勞損，滑雪、騎士、劈腿運動及長期低蹲盤坐（座椅低軟）等，使腰腿循環瘀阻於髖部區，屈伸不利。
- 髖後伸肌群損傷：如登山、提重爬樓梯、快跑、臀部撞擊、蹲跳等活動引起。
- 髖外展肌群損傷：如因舞蹈、橫跨失穩、鬆軟地面高低引起。

・髖內外旋肌群：扭轉過度、低蹲過久（施工）、抬重物過猛、坐姿工作過久。

・大轉子與髂前上棘之間為重點，臀中小肌、闊筋膜張肌過勞或拉傷，其中以臀中肌與臀小肌勞損較多。

・沿骶髂關節兩骨縫凹陷處及髂棘下緣，臀中肌、梨狀肌損傷。

・坐骨結節四周，坐骨結節下膕繩肌腱囊腫撕裂。

・大轉子與坐骨結節之間，髖 6 條外旋肌群中閉孔內外肌及股方肌受傷。

・近恥骨內收肌群起點凹陷。

・腹股溝韌帶，因骨盆前傾韌帶鬆弛，腹股溝下簾環套，收縮無力，小腸易下墜（疝氣）。

健康的
髖部
姿勢

(1) 內收 30 度

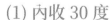
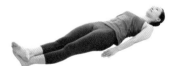

(2) 外展 60 度

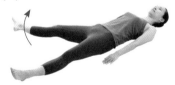

(3) 後伸 25 度

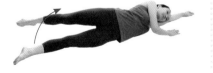

(4) 股骨內旋 30 度

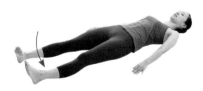

(5) 股骨外旋 40 度　　(6) 屈膝外展

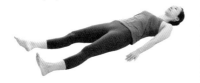
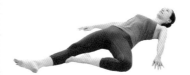

(7) 屈膝內收

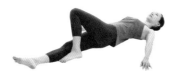

2. 膝關節

(1) 屈曲：
- **主動肌：**股二頭肌、半腱肌、半膜肌。
- **協同肌：**腓腸肌、縫匠肌、股薄肌、膕肌。

(2) 伸展：
- **股四頭肌。**
- **股直肌：**肌力只占四頭肌總肌力之 1/5 區。
- **股四頭肌內側頭：**斜頭束在遠端占大部分 3/4 區，橫頭束在遠端占小部分 1/4 區，力量轉換方向，橫頭與斜頭銜接區帶有脂肪纖維相間隔開，因受力阻抗壓升高，肌肉勞損無力是膝痛點之一。鞏固伸膝穩定作用之四條肌群，有股四頭肌內側頭、股二頭肌、闊筋膜張肌及腓腸肌內側頭。

(3) 內外旋膝（在屈膝的條件下才出現旋轉空間）：

- **膝內旋**：膕繩肌（股二頭肌、半腱肌、半膜肌）、縫匠肌、腓腸肌外側頭及膕肌。
- **膝外旋**：股二頭肌、闊筋膜張肌、腓腸肌（內側頭）、股四頭肌內側頭。

(4) 膝關節內的 17 個滑液囊（包括隱窩及脂肪墊之軟組織）：

- 脂肪有上、中、下三部分，其中間脂肪墊受力最大，為損傷好發區。
- 脂肪墊除支撐定位外，尚有保溫潤滑多重任務。
- 眾多關節囊和隱窩內充滿潤滑液，小部分相通，大部分封閉，防止水腫、滑囊液四溢。

(5) 單腳站立

- **抓地肌群**：踝三線弓（內縱弓、外縱弓、橫弓）
- **伸膝中樞**：股四頭肌
- **臀大肌和闊筋膜張肌**

 單腳站立可測試下肢肌肉之穩定性能，站立時間長短表示訓練肌力之效果。

(6) 起立

- **伸膝**：股四頭肌
- **大腿後屈膝肌群**（伸膝之拮抗肌），如：膕繩肌、

腓腸肌、縫匠肌及膕肌

·膝內軟組織

注 若上述肌肉無力、僵硬，膝內軟組織退化，將導致起立困難。

損傷原因
- 退化性骨質疏鬆者（婦人居多），姿勢不穩，彈跳過猛。
- 舞者轉身迅速過猛，動作幅度過大。
- 急跑時瞬間停步或跌傷。
- 低蹲或盤坐過久。
- 超過 45 度上下坡較易勞損。

跪蹲角度與壓力（壓力越大損傷越大）

- 直立時，關節承受為體重 1 倍壓力。
- 屈膝 30 度為 2 倍，關節滾動無磨擦，零壓力。
- 屈膝 60 度為 3 倍，關節半滾半磨，壓力升，易耗損之勢。
- 屈膝 90 度為 5 倍，關節完全擠壓，嚴重勞損。
- 跪膝超過 150 度為 10 倍，暴力擠壓，須承受不可逆之惡果。

激痛點
- 膝關節之內側面深層脂肪皺襞（脂肪保護墊）肥大，阻礙軟骨活動引發疼痛。
- 鵝掌腱囊區：脛骨近端內側髁下 5 公分為股薄肌、縫匠肌及半腱肌之共同止點。
- 膝內側支持韌帶損傷。

· 股四頭肌內側頭止點縱束與橫束交叉底部。

· 膕窩深層膕肌痠痛。

· 髕外側角，因股四頭肌內側頭長期受力較大，易勞
損而無力，力量重心偏移轉到闊筋膜張肌和股四頭
肌外側頭集中，步伐不穩下使髕下肌腱拉傷。

· 膕窩如股二頭肌（長短頭）止點，近腓骨頭後側及
上下左右。

健康的 **膝關節** **姿勢**	(1) 坐姿腳後跟可碰 到臀部	(2) 坐姿屈膝：內旋 30 度，外旋 40 度
	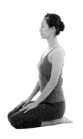	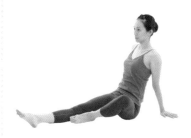
	(3) 屈髖屈膝	(4) 伸展
	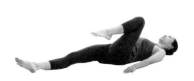	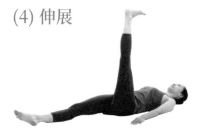

3. 踝關節

(1) 橫軸：以內踝、外踝為軸心線旋轉

- 背屈：脛骨前肌、拇長伸肌、趾長伸肌、第三腓骨肌、腓骨長肌。
- 掌屈：脛骨後肌、拇長短屈肌、趾長短屈肌、腓骨長短肌、腓腸肌、比目魚肌、蹠肌。

橫軸重要肌肉說明

- 脛前肌：步伐邁進時，產生踝背屈和旋後，若身背超重物時，會向前牽引小腿，積極收縮增大足弓，維持身體平衡，也是脛前肌勞損主要原因。
- 腓腸肌：雙關節，既屈膝（內外側頭），又屈足掌。
- 比目魚肌：雙關節，腓腸肌內外側頭與比目魚肌結合於跟腱上，是人體最強的跟腱，促成爬山、登樓、跑步等動作，尤其表現在掌屈時是跟腱最強大收縮。

(2) 矢狀軸：通過中間楔骨和第二趾尖的前後縱長軸

- 旋後（足內側緣降低，足底朝向內翻）：脛骨後肌、脛骨前肌、趾長屈肌、拇長屈肌和拇長伸肌。
- 旋前（足外側緣降低，足底朝外翻）：腓骨長肌、腓骨短肌、趾長伸肌、第三腓骨肌。

(3) 垂直軸：與小腿長軸一致，垂直地平面，足掌跟面在地面旋轉。

- **內收**（趾前轉動抬向內側方向）：脛骨後肌、脛骨前肌、趾長屈肌、拇長屈肌和拇長伸肌。
- **外展**（趾尖指向外側方向）：脛骨前肌、腓骨短肌、趾長伸肌、第三腓骨肌。

(4) 綜合軸：
- **內翻（內收＋旋後＋背屈）**
  - 主動肌：脛骨後肌、脛骨前肌。
  - 協同肌：拇長屈肌、趾長屈肌、拇長伸肌。
- **外翻（外展＋旋前＋掌屈）**
  - 主動肌：腓骨長肌、腓骨短肌。
  - 協同肌：第三肌腓骨肌、趾長伸肌。

損傷原因
- 路面高低不平，重心失穩，如內側踩高點，則形成外踝扭傷。如外側踩高點，則形成內踝扭傷，但這種情形較少發生，因內踝三角韌帶較厚且堅韌。
- 穿高跟鞋行走、舞蹈家及運動者，不慎扭傷。
- 足三弓彈力不足失穩，步伐重心偏移，內縱弓造成筋膜勞損，長期發炎導致足跟骨質增生刺痛。
- 瞬間滑倒扭傷嚴重劇痛、腫脹瘀血不能行走，或舟狀骨隆起劇痛，輕則延後發作。
- 跟腱炎：步伐上坡過陡，踝背屈過度，足跟肌筋膜如拉弓頻繁過度緊繃發炎

・內外踝扭傷，內外踝周圍及遠近端附著有關肌群，如外踝扭傷恢復期較快，內踝扭傷時恢復期較長。尤其外踝前上下劇痛，假使舟狀骨隆起移位，應先矯正歸位使其恢復。

> **注意** 若紅腫嚴重時需照 X 光檢查，檢查是否有韌帶、肌腱、骨頭撕裂。外踝扭傷在腓骨遠端下緣，腫脹激痛在關節外側近端周圍，內踝扭傷在踝關節下緣及跟腱舟狀骨近端。

・足跟痛，老人慢性損傷。

・若有足底筋膜炎，臨床上復發者不在少數，初期內縱弓跟骨內側起點，拇外展肌止點，晚期足跟骨刺痛。

・阿基里斯跟腱炎、比目魚肌和腓腸肌起止點，距離跟骨上 5 公分左右處重要激痛點。

健康的踝關節姿勢

(1) 背屈 60 度

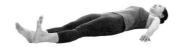

(2) 掌屈 40 度

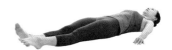

(3) 內旋 15 度

(4) 外旋 20 度

(5) 內翻（外側扭）

(6) 外翻（內側扭）

三、上肢

1. 肩關節

舉凡肩關節表現任何動作，必須仰賴 1/3 的肩胛骨活動及 2/3 的肱骨活動，兩者協同作用完成，旋轉肩胛骨主要肌群是前鋸肌和斜方肌，而旋轉肱骨肌群則如下：

(1) 外展 130 度

- **主動肌**：三角肌 80%、崗上肌 20%
- **協同肌**：肩胛下肌、崗下肌、小圓肌、前鋸肌、斜方肌
- **拮抗肌**：大圓肌、背闊肌

(2) 內收 30 度

- **主動肌**：背闊肌和胸大肌 80%，三角肌鎖骨束 20%
- **協同肌**：喙肱肌、肱二頭肌短頭、前鋸肌、斜方肌
- **拮抗肌**：三角肌崗束、崗上肌

(3) 前屈 180 度

- **主動肌**：喙肱肌、崗上肌、三角肌
- **協同肌**：崗上肌、小圓肌、前鋸肌、斜方肌
- **拮抗肌**：肱三頭肌、大圓肌、背闊肌

(4) 後伸 60 度

- **主動肌**：背闊肌、大圓肌
- **協同肌**：三角肌（崗束）、肱三頭肌、前鋸肌、斜方肌
- **拮抗肌**：喙肱肌、肱二頭肌

(5) 外旋 90 度

- **主動肌**：崗下肌、小圓肌
- **協同肌**：崗上肌、前鋸肌、斜方肌、大圓肌、背闊肌
- **拮抗肌**：肩胛下肌、胸小肌

(6) 內旋 90 度

- **主動肌**：肩胛下肌
- **協同肌**：胸大肌、前鋸肌
- **拮抗肌**：崗下肌、小圓肌、大圓肌、背闊肌

(7) 旋轉全方位 360 度

整合前後、上下、內外活動，及後方位 180 度（斜對角線）。

- 肩關節退化周圍勞損（五十肩），嚴重時沾黏無法內收外展前屈
- 上舉動作頻繁職業勞損
- 運動投射或丟甩姿勢過猛

- · 後伸兼旋轉拉力過猛
- · 提抱重物過久
- · 側睡壓迫
- · 背重物過久
- · 長期固定姿勢時間過長

- · **肩前痛：**結構上位於肱二頭肌長頭進入大、小結節間溝內腱鞘滑囊撕裂相關，影響大圓肌結節、三角肌前束滑囊及喙突鎖骨下毗鄰相交處，因結構複雜會反覆發作
- · **肩後痛：**位居肩胛外上角肩峰下緣，有三角肌後束、肱三頭肌長頭近端、崗下肌，小圓肌和大圓肌起點形成四邊之隧道狹窄孔
- · **肩上：**肩鎖關節與崗上窩骨縫凹陷處
- · 腋窩下肋間痛，肩胛下肌、前鋸肌
- · 肩峰下到三角肌粗隆之間，肱三頭肌長頭近端與三角肌後束夾縫處發炎

肩關節退化勞損易引起肩關節痠痛，形成肩關節周圍勞損，又名五十肩，初期較易復原，高峰期會劇痛。五十肩復發率極高，尤其肩前肱二頭長頭和肩後，位居肩胛外上角尖峰下緣四邊隧道孔較易復發，平時需按摩保養，多作牽張與伸展肌筋膜運動。

(1) 向前屈曲 180 度（手臂向上高舉）

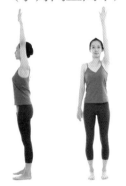

(2) 後伸：手臂向後腋下方伸出 60 度

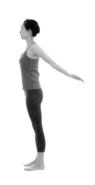

(3) 後伸：手臂抬水平高向背後伸出 45 度

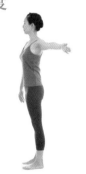

(4) 內收（胸前）：上臂抬高水平，手掌跨越肩膀抓背癢 135 度

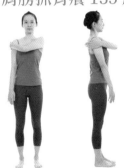

(5) 外展：手臂外張抬高越水平 100 度

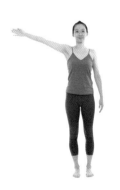

(6) 外旋 130 度

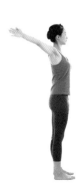

(7) 手掌外旋

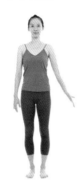

(8) 手掌內旋

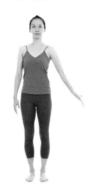

2. 肘關節

(1) 前屈 145 度
- **主動肌**：肱二頭肌、肱肌
- **協同肌**：肱橈肌、旋前圓肌、旋前方肌、旋後肌
- **拮抗肌**：肱三頭肌、肘肌

(2) 後伸 145 度
- **主動肌**：肱三頭肌
- **協同肌**：肘肌
- **拮抗肌**：肱二頭肌、肱肌

(3) 旋後（仰掌）掌心往前往外 110 度
- **主動肌**：肱二頭肌、旋後肌
- **協同肌**：肱橈肌

(4) 旋前（仰掌）掌心往後往外 90 度

- 提重物過久職業性過勞
- 前屈抱重物或抱嬰兒
- 持工具切、剁、敲、打，手肘前屈後伸往後動作過頻
- 肘前屈後伸肱骨內外髁勞損，及旋前重覆動作過勞過久，如打球者、打電腦和廚工等

激痛點

· 腕伸肌總腱、肱骨外上髁
· 腕屈肌總腱、肱骨內上髁
· 肱橈肌起點,接近肱骨遠端外上髁 3 公分。
· 旋後肌起點,接近橈骨頭近端 4 公分。
· 旋前圓肌起點,接近橈骨與尺骨頭近端。

健康的肘關節姿勢

(1) 肘前彎曲 145 度　　　(2) 後伸觸肩 145 度

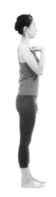　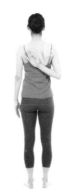

3. 腕關節

(1) 前屈 10 度～ 30 度
- ·**主動肌**：橈側腕屈肌、尺側腕屈肌、掌長肌
- ·**協同肌**：指深淺屈肌、拇長屈肌、橈側腕短伸肌

(2) 後伸 35 度
- ·**主動肌**：橈側腕長伸肌、橈側腕短伸肌、尺側腕伸肌
- ·**協同肌**：指總伸肌、小指伸肌、拇長短伸肌、食指伸肌

(3) 內收 15 度
- ·**主動肌**：橈側腕屈肌、拇長屈肌、橈側腕長伸肌、橈側腕短伸肌、拇長短伸肌、拇外展肌

(4) 外展 10 度
- ·**主動肌**：尺側腕屈肌、尺側腕伸肌

(5) 鎖螺絲（右旋）（水平與垂直）
- ·**主動肌**：拇長短伸肌、旋後肌、肱二頭肌長頭、肱三頭肌

<table>
<tr><td>損傷
原因</td><td>

· 急性扭傷，如跌倒時以腕撐地，瞬間屈伸過度。
· 慢性損傷，橈側腕伸肌周圍勞損，腕及拇指使用過度頻繁，如敲打、扭轉。
· 腕隧道症候群，手腕重複屈伸使勁，如打電腦、按摩、抱新生兒、握兼旋轉的動作頻繁等。

</td></tr>
</table>

損傷原因

· 急性扭傷，如跌倒時以腕撐地，瞬間屈伸過度。
· 慢性損傷，橈側腕伸肌周圍勞損，腕及拇指使用過度頻繁，如敲打、扭轉。
· 腕隧道症候群，手腕重複屈伸使勁，如打電腦、按摩、抱新生兒、握兼旋轉的動作頻繁等。

激痛點

· 腕背橈骨徑突周圍
· 位居橈骨與尺骨間腕伸肌群遠端約 1 公分
· 腕背尺骨徑突周圍
· 腕掌橈骨與尺骨遠端腕橫紋上下處
· 大魚際肌

健康的腕關節姿勢

(1) 前屈 10 度

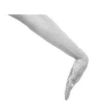

(2) 後伸 35 度

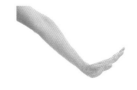

(3) 內收 15 度

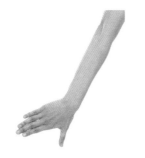

(4) 外展 10 度

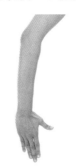

肌肉圖譜

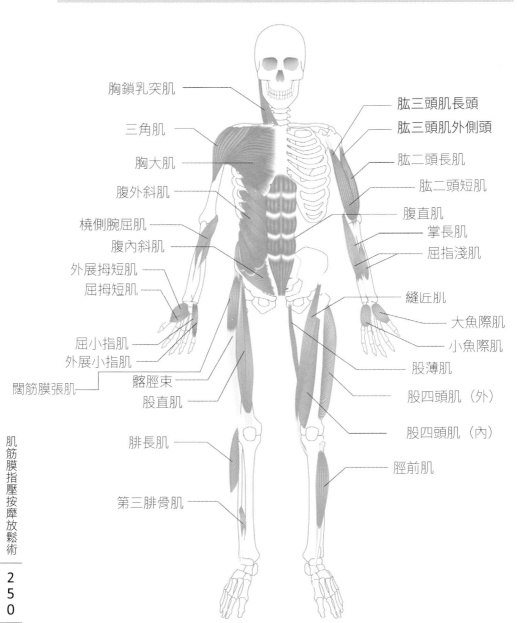

胸鎖乳突肌

三角肌

胸大肌

腹外斜肌

橈側腕屈肌

腹內斜肌

外展拇短肌

屈拇短肌

屈小指肌

外展小指肌

闊筋膜張肌

髂脛束

股直肌

腓長肌

第三腓骨肌

肱三頭肌長頭

肱三頭肌外側頭

肱二頭長肌

肱二頭短肌

腹直肌

掌長肌

屈指淺肌

縫匠肌

大魚際肌

小魚際肌

股薄肌

股四頭肌（外）

股四頭肌（內）

脛前肌

正面深層肌肉

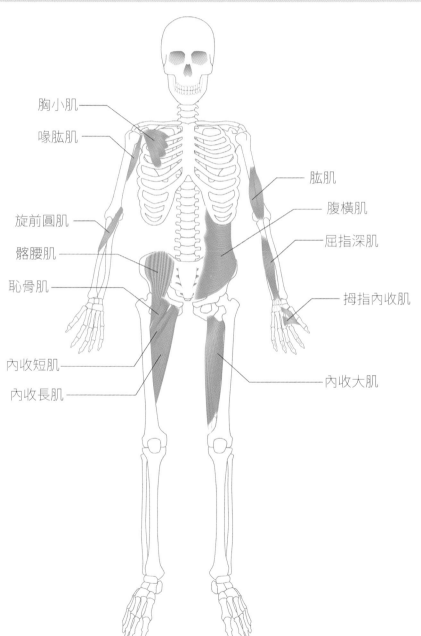

胸小肌

喙肱肌

肱肌

旋前圓肌

腹橫肌

髂腰肌

屈指深肌

恥骨肌

拇指內收肌

內收短肌

內收大肌

內收長肌

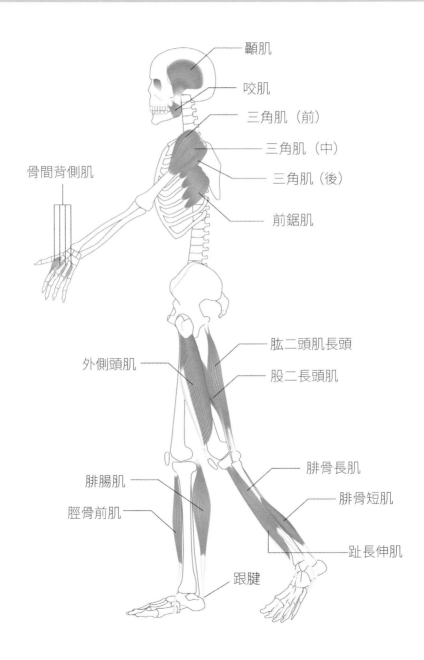

側面淺層肌肉

顳肌

咬肌

三角肌（前）

三角肌（中）

三角肌（後）

前鋸肌

骨間背側肌

肱二頭肌長頭

股二長頭肌

外側頭肌

腓骨長肌

腓骨短肌

腓腸肌

脛骨前肌

趾長伸肌

跟腱

側面深層肌肉

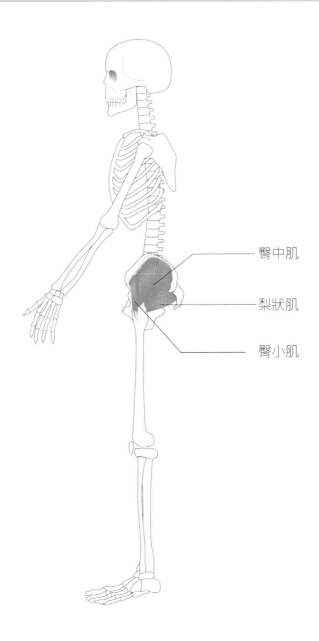

臀中肌

梨狀肌

臀小肌

背面淺層肌肉

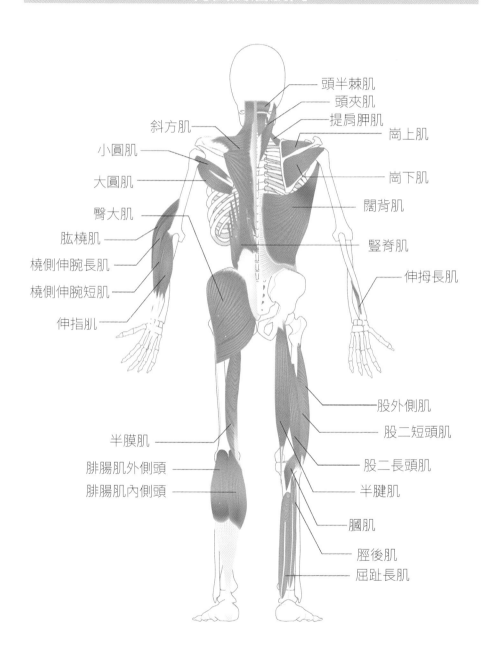

斜方肌
小圓肌
大圓肌
臀大肌
肱橈肌
橈側伸腕長肌
橈側伸腕短肌
伸指肌

頭半棘肌
頭夾肌
提肩胛肌
崗上肌
崗下肌
闊背肌
豎脊肌
伸拇長肌

半膜肌
腓腸肌外側頭
腓腸肌內側頭

股外側肌
股二短頭肌
股二長頭肌
半腱肌
膕肌
脛後肌
屈趾長肌

背面深層肌肉

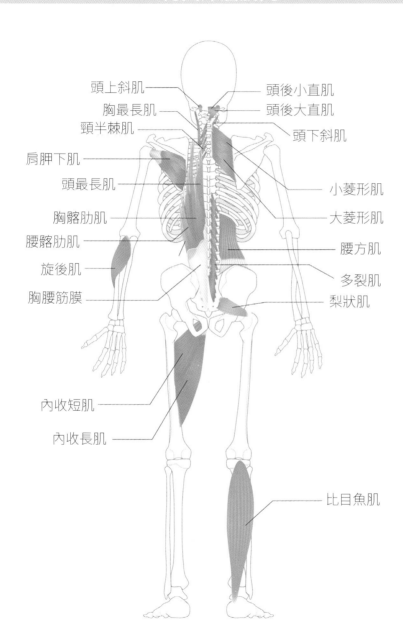

頭上斜肌
胸最長肌
頸半棘肌
肩胛下肌
頭最長肌
胸髂肋肌
腰髂肋肌
旋後肌
胸腰筋膜

頭後小直肌
頭後大直肌
頭下斜肌
小菱形肌
大菱形肌
腰方肌
多裂肌
梨狀肌

內收短肌
內收長肌

比目魚肌

足部背側肌肉

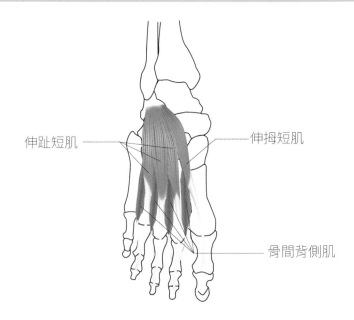

伸趾短肌

伸拇短肌

骨間背側肌

足底肌肉

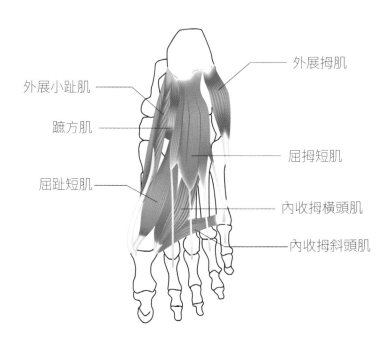

外展拇肌

外展小趾肌

蹠方肌

屈拇短肌

屈趾短肌

內收拇橫頭肌

內收拇斜頭肌

PART 08

神經系統

神經系統在人體八大系統中，扮演著極其重要的角色。神經系統是一個非常複雜的網絡，由神經元構成。神經系統接收外在環境的刺激後，協調身體組織及器官，並促使身體做出適當的反應。

當神經系統失調，可透過適當的按摩改善之。舉例來說，當壓力導致自律神經失衡，可按摩腹部刺激副交感神經，使其產生放鬆效果。

依部位區分

神經系統依部位，可分為中樞神經系統與周圍神經系統兩類，這也是我們最耳熟能詳的分類方式。

一、中樞神經系統

1. 腦：位於顱腔內，可分為：

- **大腦**：掌管記憶、判斷、語言、創造、發明，負責接收及整合感覺訊息
- **小腦**：掌控平衡、控制身體姿勢
- **間腦**：傳遞感覺衝動及情緒表達
- **腦幹**：調節生命中心，如心跳、呼吸、血壓、水分、睡眠、食慾、體溫

2. **脊髓：**位於椎骨中，有 31 對脊神經沿脊髓向下、向兩側伸出，分布至全身各處，是腦與周邊神經訊息傳遞的通道。在此能完成一些非條件反射，也就是不經腦部，直接由脊髓向身體其他部位下達指令的反射動作。

二、周圍神經系統

1. **12 對顱神經：**包括：嗅神經、視神經、動眼神經、滑車神經、三叉神經、外展神經、面神經、聽位神經、舌咽神經、迷走神經、副神經及舌下神經。

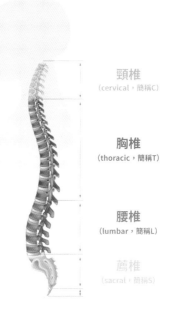

頸椎
(cervical，簡稱C)

胸椎
(thoracic，簡稱T)

腰椎
(lumbar，簡稱L)

薦椎
(sacral，簡稱S)

2. **31 對脊神經：**由椎間孔穿出，分後、前兩支。結構是：頸段 8 對（C1 - 8）、胸段 12 對（T1 - 12）、腰段 5 對（Ll - 5）、骶段 5 對（Sl - 5）、尾段 1 對 (C01)。

後支

與前支相比，較細而短，支配背部肌肉的運動和皮膚之感覺。按部位分，有枕頸項、背、腰、骶骨、各部支皮膚和肌筋膜系統，按功能分，則分為皮節支和肌筋膜支。

(1) 皮節支：

    a. 枕大神經：來自第二頸椎（C2），穿繞越過斜方肌肌鍵下緣而上行至枕後及頭頂皮膚，支配感覺作用。

    b. 臀上皮神經：來自腰椎（L1 - 3）穿繞跨越髂嵴後緣皮下峰端稜線，支配臀上部皮膚感覺作用，因暴露性明顯，如遇姿勢過大、動作不良、突然旋轉，會擠壓神經發炎引起疼痛。

(2) 肌筋膜支：

    a. 枕下四小肌群（C1 - 2）

    b. 腰脊淺層豎脊肌（T1 - 12 & L1 - 5）

    c. 腰脊深層橫突與棘突間旋轉作用肌群（T1 - 12 & L1 - 5）

前支 比後支粗大而長，支配胸腹壁的肌肉和皮膚。前支胸段沿肋骨下緣而行，形成肋間神經，其他的脊神經與附近神經結合，形成神經叢，計有頸、臂、腰與骶共四叢。

(1) 頸叢（C1 - 4）：

    a. 皮節支：只有感覺作用

    ·**枕小神經**：行走於枕大神經與耳朵之間 1/2 處縱線，向上止於枕大神經

    ·**耳大**：行走圍繞耳朵前後而上頂

·**頸叢**：前後頸皮膚區

·**鎖骨上**：繞越胸鎖乳突肌後緣中點，連接鎖骨及皮膚

b. 肌筋膜支：混合支配運動和感覺

·**膈呼吸肌**：支配橫膈膜收放之呼吸作用

·**舌骨下肌群**：支配上下舌骨小肌群、說話、吞嚥作用

·**心包**：右側肝膽包膜之感覺，臨床右肩若有異樣或
頑固僵硬不適感，疑似肝、膽疾患內臟反應作用區

(2) 臂叢（C5 - 8 & T1）：出腋窩而下，支配上肢，區分為尺、
正中、肌皮、橈和腋共計 5 支。

a. 尺神經：

·**肌筋膜支**：支配尺側腕屈肌，指深屈肌與拇內收肌

·**皮節支**：支配掌面，以及尺側無名指一半及小指之
皮膚

·**損傷表現**：小魚際萎縮，豆狀骨尺側緣激痛點，麻
木無感

b. 正中神經：

·**肌筋膜支**：支配前臂和手掌（除深層尺神經之外）
之表層肌群

·**皮節支**：支配（除尺神經之外）三指及第四指半皮膚

·**損傷表現**：大魚際萎縮，麻木，呈猿猴爪手指

c. 肌皮神經：
- **肌筋膜支**：支配肱二頭肌
- **皮節支**：支配前臂外側皮膚

d. **橈神經：為臂叢中最為粗大分支**
- **肌筋膜支**：支配肱三頭肌及所有前臂肌群
- **皮節支**：支配橈側二個半指背面皮膚
- **損傷表現**：大拇指和食指垂腕形前臂腕伸肌無力

e. 腋神經：
- **肌筋膜支**：支配小圓肌和三角肌
- **損傷表現**：三角肌萎縮凹陷暴露肩峰成方形角，手臂抬高不過肩，無法穿衣、梳頭

(3) 胸肋神經：左右分別有 12 對，沿肋而行，T1 - 11 為肋間神經，T12 為肋下神經。
- **肌筋膜支**：肋間內外斜肌群

(4) 腰叢（T12 & L1 - 4）：
a. **股神經**：為腰叢中最粗大長支，支配股四頭肌及股四頭肌上之皮膚
b. **隱神經**：支配小腿和大拇趾之內側緣皮膚，損傷表現為膝無法伸直，小腿與足內側皮膚麻木無感
c. **閉孔神經**：支配大腿內側之股內收肌群和股內收肌群上之皮膚

d. **髂腰下感覺支**：支配腰部皮膚

e. **髂腹股溝感覺支**：支配腹股溝皮膚

e. **臀上皮神經**：支配臀大中小肌

(5) 骶叢：（L4，S1 - 5 & C01）

a. **坐骨神經**：為全身最粗大而長之神經，支配大腿後側膕繩肌群，以及所有小腿足底前後、內外肌群。損傷表現方面，大部分受 L4 與 L5 之上下神經根損傷，梨狀肌僵硬攣縮擠壓，導致腓總神經於腓骨頭穿出處近膝關節之障礙

b. **脛神經**：由坐骨主幹衍生，支配小腿比目魚肌、腓腸肌，內外側頭又通過內踝到達足底內及外側肌群。損傷表現為：足掌心及背之屈伸無力，無法蹻足走路

c. **腓總神經**：穿繞腓骨頭淺出下達小腿前側，該區腓骨與脛骨形成之腓脛關節及固定之韌帶易受傷，為好發激痛點處。損傷表現為：足掌心及背之屈伸無力，無法蹻足走路

d. **腓淺神經**：支配小腿外側肌群及包括其他足趾背側皮膚

e. **腓深神經**：支配小腿前側，足背肌群及皮膚。損傷表現：足下垂，伴有內翻狀無力背屈，步伐形如雙腿跨騎姿勢

f. **陰部神經**：支配陰莖和肛門外括約肌和皮膚

皮節支配圖

皮節是指各條脊神經在皮膚表面的神經支配範圍，皮膚上每一處的感覺，例如麻痺或疼痛，都有其相對應的神經路徑。而肌肉功能若出現障礙，代表相應節段的神經受到傷害。而每一皮節也有其相對應的大腦感覺區。

以下是脊神經的皮節分布：

a. 軀幹區：T2→前胸骨角，T4→乳突，T6→劍突，T10→肚臍，
L1→支配腰部和腹股溝
b. 頭頸區：C2→支配頭後，C3→支配頸區，C4→支配肩膀

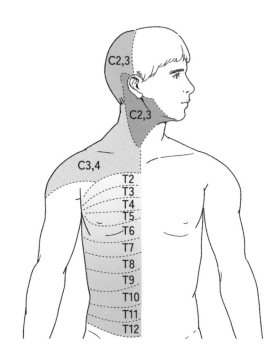

c. **上肢區**：C5 →支配上臂外側→ C6 →前臂外側及大拇指近端，C7 →中指，C8 →前臂尺側（無名指、小指），T1 →腋窩

d. **下肢區**：L2 →支配大腿前側，L3 →支配膝蓋，L4 →小腿內側及足底內側後 1/2，L5 →小腿外側及足底內側前 1/2，S1 →足底外側，足跟和膕窩上下 ，S2 →肛門外周，S3 →肛近周，S4 ～ 5 →肛門口

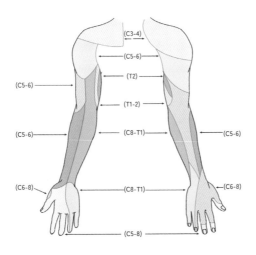

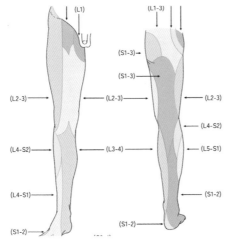

依功能區分

　　自律神經系統（又稱自主神經或植物神經系統）的功能在於維持人類生命基礎代謝，可區分兩類：

一、交感神經

　　主控全身系統（除消化系統外）之興奮亢進，令全身血管收縮、促進排汗、豎毛肌收縮，引領血液趨向四肢、頭腦、心臟集中，刺激腎上腺功能，產生戰鬥或逃離的對應力。

二、副交感神經

　　唯有以消化系統（其他系統除外）為主興奮亢進，將血液大量集中消化吸收，使唾液增多，並抑制交感神經的亢進，可降低心跳，讓人體進入休息、睡眠，對身體有充電之意義。

按摩技巧部位

舒緩疲勞

振奮交感神經，增加活力，主要刺激腰背及胸掌區，將血液驅策流向腦、心、四肢，減少部分血液朝消化系統供應。

放鬆緊張

振奮副交感神經，紓解壓力，主要刺激頭、臉、頸（雙外側頸橫突除外）腹部及 骨區，將血液驅策流向消化系統，減少四肢、腦和心之供應量。

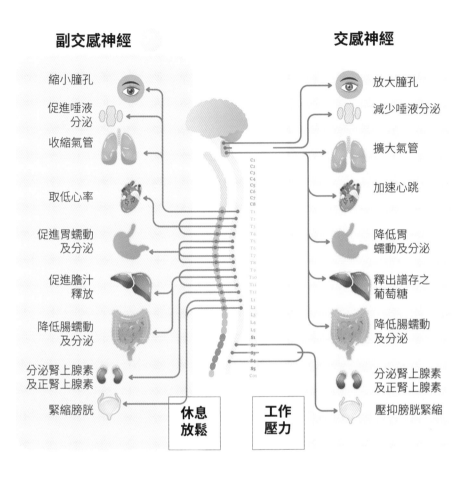

依反射機制作用區分

一、脊髓自我反射弧

　　面對刺激時，為了迅速產生反應及保護，未經大腦就直接將訊號傳送到作用的部位。其反射弧過程如下：
感受器（receptor）→ 感覺神經元 → 脊髓內的反射中樞
→運動神經元和反應器（肌肉、腺體）

二、內臟體表反射痛

　　是一種較模糊不清的痛覺，這是因為內臟與體表共用一條神經，因而產生混淆。例如心臟疾病會令左肩及左側下顎出現疼痛，誤以為是五十肩導致。

1. 心→左手尺側連下巴有放射麻感，左胸劇痛至背，會喘，屬心臟急慢性疾患表現
2. 肝、膽→右肩經常痠痛不止，按摩只能紓解
3. 胃→劍突下，肚臍上（背部第6肋至10肋間找出舒緩點）
4. 小腸→肚臍四周
5. 盲腸→右腹，由肚臍與髂前上棘連線 2/3 處激痛點
6. 結腸→沿髂窩四周硬（便秘）
7. 腎→腰痛，水腫
8. 頭痛→後枕脹，高血壓
9. 月經→下腹脹痛

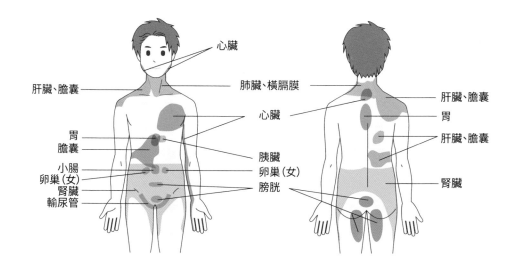

三、牽張反射作用

　　肌肉中有兩個重要的本
體感受器，一為肌梭，一為
高爾基腱器。

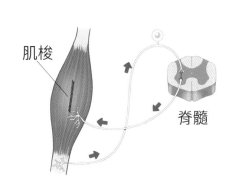

肌梭

脊髓

　　肌梭被包裹在肌肉內，
會感受肌肉的長度變化，高
爾基腱器位於肌腱，它可以
感受肌肉的張力。

　　當肌肉被快速拉長，肌梭上的神經會發出訊號到脊髓，
而後脊髓透過運動神經傳遞訊號至肌肉，使肌肉收縮，稱為
牽張反射（stretch reflex）。

　　簡單來說，肌梭使肌肉收縮，累積張力，防止拉傷；當
肌肉張力過強時，高爾基腱器使肌肉放鬆，防止肌肉因張力
過大而受傷。

四、動作控制之反射機理

　　人體在進行動作時，必須經過一系列的程序，例如由運
作正常的感覺系統傳遞資訊至大腦，大腦下達指令給神經與
肌肉，肌肉據此做出實際動作，藉此達成「動作控制」。有
些動作可以經由大腦控制（例如伸手去拿水杯），有些則是
無意識的（例如冷了會發抖）。

良好的動作控制與感覺有關，其中深感覺為主要關鍵控制角色。

1. **淺感覺**：為一般感覺，如：溫、冷、痛、觸、壓、癢、蟻走感等。

2. **深感覺**：為特殊感覺，來自肌肉、肌腱、骨膜和關節的運動覺、位置覺和振動覺，如：方位、距離、紋理、振動力、立體感和平衡感，尤其肌梭感應及腱感應體，是建立復健成功之基礎。

有些肌肉有特別密集的肌梭及高爾基腱感應器，如枕下四小肌、咀嚼肌（咬肌）、頭夾肌、手臂屈肌、股直肌、蚓狀肌等，若能針對以上肌肉進行刺激按摩，較能恢復失去的本體深感覺功能。

參考書目

- 《Muscle Energy Techniques》（肌肉能量技術），Donald R. Murphy 著
- 《Anatomy Trains: Myofascial Meridians for Manual and Movement Therapists》（解剖列車），Thomas W. Myers 著
- 《Molecular Basis of Medical Cell Biology》（醫學細胞生物學），Gerald M. Fuller 著
- 《Molecular Cell Biology》（分子細胞生物學），Harvey Lodish、Arnold Berk、Paul Matsudaira 等著
- 《Cranial Manipulation: Theory and Practice》（頭顱骨技術學），Leon Chaitow 著

舒活家 HD2045

肌筋膜指壓按摩放鬆術

作　　者／ 林萬成・鄭洪德
選　　書／ 林小鈴
特約編輯／ 黃鈺雲
主　　編／ 潘玉女

行銷經理／ 王維君
業務經理／ 羅越華
總 編 輯／ 林小鈴
發 行 人／ 何飛鵬
出　　版／ 原水文化
　　　　　 台北市民生東路二段 141 號 8 樓
　　　　　 電話：（02）2500-7008　　傳真：（02）2502-7676
　　　　　 E-mail：H2O@cite.com.tw　部落格：http://citeh2o.pixnet.net/blog/
發　　行／ 英屬蓋曼群島商家庭傳媒股份有限公司城邦分公司
　　　　　 台北市南港區昆陽街 16 號 8 樓
　　　　　 書蟲客服服務專線：02-25007718；25007719
　　　　　 24 小時傳真專線：02-25001990；25001991
　　　　　 服務時間：週一至週五上午 09:30 ～ 12:00；下午 13:30 ～ 17:00
　　　　　 讀者服務信箱：service@readingclub.com.tw
劃撥帳號／ 19863813；戶名：書蟲股份有限公司
香港發行／ 城邦（香港）出版集團有限公司
　　　　　 香港九龍土瓜灣土瓜灣道 86 號順聯工業大廈 6 樓 A 室
　　　　　 電話：(852)2508-6231　傳真：(852)2578-9337
　　　　　 電郵：hkcite@biznetvigator.com
馬新發行／ 城邦（馬新）出版集團
　　　　　 41, Jalan Radin Anum, Bandar Baru Sri Petaling,
　　　　　 57000 Kuala Lumpur, Malaysia.
　　　　　 電話：(603) 90563833　傳真：(603) 90576622
　　　　　 電郵：services@cite.my

美術設計／ 劉麗雪
攝　　影／ 林宗億
製版印刷／ 科億資訊科技有限公司
初　　版／ 2024 年 12 月 24 日
定　　價／ 580 元
ISBN: 978-626-7521-09-0（平裝）

國家圖書館出版品預行編目資料

肌筋膜指壓按摩放鬆術 / 林萬成, 鄭洪德著 . -- 初
版 . -- 臺北市：原水文化出版：英屬蓋曼群島商家
庭傳媒股份有限公司城邦分公司發行, 2024.12
　　面；　公分 . -- (舒活家；HD2045)
ISBN 978-626-7521-09-0(平裝)

1.CST: 肌筋膜放鬆術 2.CST: 按摩

418.9314　　　　　　　　　　　　113012609

城邦讀書花園
www.cite.com.tw